단 10초 만에 결림과 통증이 사라진다!

가장 쉬운 홈트레이닝

시바 마사히토 지음
서희경 옮김

10초
스트
레칭

기억을 되살려 보시길 바랍니다.

몸 여기저기 '아프거나 결리는 부위 없이, 전신을 자유롭게 움직였던 때'를 말입니다.

아마도 아주 오래전, 어쩌면 어린 시절일 수도 있겠네요.

온종일 술래잡기를 한다고 뛰어다녀도 무릎이 아프지 않았고, 다음날 근육통을 느껴 본 적도 없었을 겁니다. 공을 던질 때도 '으으으 아파!' 라며 어깨를 들지 못할 지경에 이르는 날이 오리라고는 생각지도 않았을 테고 말이죠.

그때의 기억을 떠올리며 회한에 잠기는 사람들은 대부분 언제 그런 적이 있었나 싶을 만큼 먼 추억처럼 느껴집니다.

자신의 몸에 대해 솔직하게 마주하게 되는 것은 대부분 나이가 들어 신체 일부에 이상이 생겼을 때입니다. 자유롭고 활기차게 움직일 수 있었을 때는 이미 모두 잊힌 후입니다.

'허리가 묵직하다, 무릎이 시리다, 어깨가 결린다, 발목이 아프다, 숨이 차고 쉽게 피곤하다 '

이런 상황에 놓이면 생각대로 몸이 움직이지 않아 좌절감을 느낄 때가 많아집니다.

"출퇴근할 때마다 몸이 천근만근이야."

"허리가 뻐근해서 집안 일할 때마다 신경질이 날 지경이야."

"운동을 하고 싶어도 이런 몸으로는 무리야!"

"어깨가 너무 결려서, 가만히 앉아 영화 보는 것도 힘들어."

"무릎이 아파서 많이 걸어야 하는 여행은 꿈도 못 꿔."

만약 어린 시절처럼 유연하고 통증 없는 몸을 얻게 된다면, 최소한 엇비슷한 정도라도 될 수 있다면 어떨까요?

학업, 업무, 육아, 집안일, 취미활동 등 일상생활 전반에서 받는 스트레스가 확연히 줄어들 것입니다. 앞서 이야기했던 운동, 영화 감상, 여행도 걱정 없이 즐길 수 있을 것입니다.

그럼 만약, '단 10초의 스트레칭'만으로 몸을 자유롭게 움직일 수 있다면 어떨까요?

저는 '10초 스트레칭 트레이너'입니다.

현재 혼자서 할 수 있는 스트레칭과 마사지 등의 '셀프 케어법'을 10초 분량의 짧은 동영상으로 제작하여 SNS에 올리고 있습니다. 많은 분의 호평 덕분에 트위터 11만 팔로워, 누계 100만의 '좋아요'를 받았습니다.

또한 기업 형태의 피트니스 클럽과 연계하여 연간 1,500회 이상의 '1:1 맞춤 셀프 케어'를 운영하고 있습니다.

'통증 없이 몸을 잘 움직이는 원리'
이것이 코칭 경험을 통해 제안하는 핵심 활동입니다.

이런 이상적인 상황을 현실로 만들기 위해 '체축이론'을 응용한
케어 방법을 독자적으로 개발했습니다.
체축이론의 특징은 오랫동안 같은 자세로 동일한 근육만 과도
하게 사용하여 뭉치고 =굳어버린 '외근육'을 풀어주고, 방치되
어 있던 '내근육'에 자극을 주어 몸 전체의 균형을 되찾는 것입
니다.

그리고 '누구나', '어디서든', '10초에 끝나는' 이란 슬로건처럼
아주 단순하고 즉시 효과가 나타나는 스트레칭 방법을 알려드
리는 것에 중점을 두었습니다.

그럼, 11만 구독자들에게 호평을 받은 이 책의 스트레칭 방법을
당신도 느껴보시길 바랍니다!

차례

시작하며 _____ 3

11만 명이 극찬한 '10초 스트레칭'이란?
현대인의 흐트러진 외근육과 내근육 _____ 14
내근육을 풀어주는 크로스포인트 _____ 16
10초 만에 결림과 피곤함이 풀어지는 이유 _____ 18

1

10초 만에 피곤함이 사라진다!
발가락·발목 스트레칭
발이 피곤하면 연쇄작용이 일어난다! _____ 22
| 발의 아치가 무너지면 전신이 붕괴된다 |
| 바르게 중심을 잡고 서면 전신이 이완된다 |
1 발가락 돌리기 _____ 24
2 정강이 풀기 _____ 26

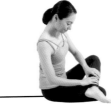

3 발목 풀기 _____ 28

4 장딴지 풀기 _____ 30

5 발바닥 크로스포인트 _____ 32

6 아킬레스건 크로스포인트 _____ 34

7 아킬레스건 스트레칭 _____ 36

(C O L U M N) 아름다운 다리 라인을 위해
'뼈'를 세워라 _____ 38

10초 만에 무릎 통증을 없앤다!

무릎 스트레칭

무릎 비틀림을 해결하면 통증이 사라진다 _____ 40

| 무릎을 곧게 편 자세는 좋지 않다! |

| 무릎에서부터 비틀림을 없애자 |

1 무릎 옆쪽 풀기 _____ 42

2 무릎 뒤쪽 풀기 _____ 44

3 허벅지 안쪽 풀기 _____ 46

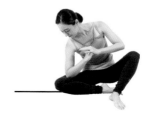

4 무릎 뒤쪽 크로스포인트 _____ 48

5 무릎 뒤 위쪽 크로스포인트 _____ 50

6 허벅지 스트레칭 _____ 52

COLUMN 걸을 때 발뒤꿈치 착지를
의식하지 마라 _____ 54

3

10초 만에 허리 통증을 없앤다!

고관절 · 허리 스트레칭

자세가 틀어지는 이유는 무엇일까? _____ 56

| 잘못된 자세 때문에, 골반이 틀어지면 몸 상태도
나빠진다 | 배가 딱딱하게 굳는 이유 |
| 복부가 이완되면 쉽게 피로해지지 않는다! |

1 옆구리 풀기 _____ 60

2 명치 풀기 _____ 62

3 갈비뼈 풀기 _____ 64

4 고관절 · 엉덩이 크로스포인트 _____ 66

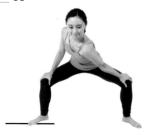

5 명치 · 등 크로스포인트 _____ 68

6 허벅지 뒤쪽 스트레칭 _____ 70

7 의자로 엉덩이 스트레칭 _____ 72

8 누워서 엉덩이 스트레칭 _____ 74

9 양옆으로 벌리기 _____ 76

10 앞뒤로 벌리기 _____ 78

COLUMN 불룩 나온 배, 원인은
복근이 굳었기 때문이다! _____ 80

10초 만에 어깨 결림이 사라진다!

어깨 · 목 · 머리 스트레칭

어깨 결림을 해결하려면 '겨드랑이'를 풀어라 _____ 82

│ **12만 명이 극찬한 겨드랑이 자극의 위력!** │

│ **기지개를 켠다고 굽은 등이 펴지지 않는다!** │

│ **어깨부터 올라오는 두통도 함께 없애자!** │

1 쇄골 풀기 _____ 86

2 가슴 중앙 풀기 _____ 88

3 어깨 풀기 _____ 90

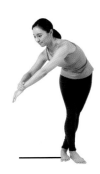

4 겨드랑이 바깥쪽 풀기 _____ 92

5 목 위쪽 풀기 _____ 94

6 눈 풀기 _____ 96

7 머리 크로스포인트 _____ 98

8 겨드랑이 크로스포인트 _____ 100

9 목 크로스포인트 _____ 102

10 굽은 척추 스트레칭 _____ 104

11 가로 비틀기 스트레칭 _____ 106

12 가슴 스트레칭 _____ 108

13 옆구리 스트레칭 _____ 110

14 견갑골 사이 스트레칭 _____ 112

(COLUMN) '겨드랑이를 조이는 힘'이
중요하다 _____ 114

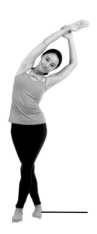

5

10초 만에 긴장감을 푼다!

팔꿈치 · 손목 · 손 스트레칭

손가락 스트레칭으로 전신에 활력이 생긴다 _____ 116

| 우리는 엄지와 검지만 과도하게 사용하고 있다 |

| 중지 뿌리 관절을 자극하면 힘을 제어할 수 있다 |

1 팔뚝 안쪽 풀기 _____ 118

2 팔꿈치 바깥쪽 풀기 _____ 120

3 손목 풀기 _____ 122

4 엄지손가락 풀기 _____ 124

5 손목 문지르기 _____ 126

6 팔꿈치 크로스포인트 _____ 128

7 손 크로스포인트 _____ 130

8 팔 바깥쪽 스트레칭 _____ 132

9 팔 안쪽 스트레칭 _____ 134

10 손가락 튕기기 _____ 136

COLUMN 손을 쫙 펴면
깊은 호흡을 할 수 있다 _____ 138

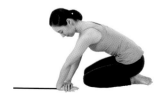

6

간단한 컨디션 조절법!

상황별 셀프 케어

1 무릎 통증 없애기 _____ 140

2 허리 통증 없애기 _____ 142

3 어깨 결림 없애기 _____ 144

4 전신에 쌓인 피로 풀기 _____ 146

5 전신을 상쾌하게 _____ 148

6 날씬한 다리 만들기 _____ 150

7 날씬한 허리 만들기 _____ 152

8 날씬한 팔뚝 만들기 _____ 154

9 발목·고관절 통증 없애기 _____ 156

10 다리 찢기 스트레칭 _____ 158

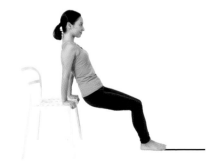

11만 명이 극찬한
'10초 스트레칭' 이란?

: 현대인의 흐트러진 외근육과 내근육

일상에서 특정 동작을 할 때마다 무의식적으로 힘이 들어가는 부위가 있습니다. '힘을 빼고 가볍게 움직일 수 있으면 얼마나 좋을까'라는 생각을 할 때가 있으신가요?

'일에 집중하다 보면 어깨에 힘이 잔뜩 들어가서 뻐근하다'
'수영할 때 강사로부터 팔에 힘을 빼라는 지적을 종종 받는다'
'물건을 옮길 때 허리에 힘을 꽉 주게 된다'
'미용실에서 머리 감겨줄 때 힘을 빼라는 데, 어쩌라는 건지……'

문제는 힘을 빼려고 해도 어떻게 해야 하는지 모르겠고, 생각처럼 잘 되지도 않습니다. 만약 힘을 자유자재로 뺄 수 있다면 아마도 어깨 결림으로 고통받는 사람은 없을 것입니다.
생각대로 몸을 조종하기란 쉽지 않습니다.

그럼, 어떻게 하면 힘을 좀 뺄 수 있을까요?
바로 '내근육'을 중심으로 신체를 움직이는 감각을 느끼고, 사용법을 익히면 됩니다.
사람의 신체 부위에는 여러 종류의 외근육과 내근육이 존재합니다.
외근육과 내근육의 차이는 무엇일까요?

[외근육]

신체 표면에 있는 근육으로, 힘을 충분히 보유하고 있기 때문에 걷기, 달리기, 물건 들기 등 큰 힘을 담당하고 있습니다.

예를 들면, 팔 위쪽에 힘이 쫙 들어가는 부위, 소위 알통이라고 불리는 상완이두근, 허벅지의 앞쪽에 있는 대퇴사두근 등입니다.

[내근육]

내근육은 신체 깊숙한 곳에 있는 부위입니다. 지구력을 충분히 보유하고 있어 자세를 유지하거나 관절을 안정시키고, 부드러우며 세밀한 동작을 담당합니다.

예를 들면, 허리 깊숙이 있는 대요근과 배 안쪽에 있는 횡격막 등입니다.

현대인의 대부분은 주로 외근육을 사용하고 있습니다. 내근육은 외근육에 비해 기능이 현저히 떨어져 있는 불균형 상태입니다. 그러다 보니 기능이 떨어진 내근육 대신 외근육을 더 사용할 수밖에 없는 악순환으로 이어집니다.

그 결과 지구력이 없는 외근육에 과도한 힘을 쓰게 되고, 피로와 근육 결림으로 고통받는 상황을 초래하게 됩니다.

: 내근육을 풀어주는 크로스포인트

결리고 아파서 움직이기 힘들었던 신체 부위를 개선하려면 내근육 고유의 기능을 회복해야 합니다.
겉으로 보이는 외근육과 달리, 내근육은 근육의 존재를 의식하기 힘든 깊숙한 곳에 숨겨져 있습니다.
어떻게 하면 꼭꼭 숨어서 잠들어 있는 내근육을 깨우고 기능을 개선할 수 있을까요?

여기서 중요한 것이 크로스포인트입니다.

<u>14개의 크로스포인트를 자극하면</u>
<u>잠자고 있는 내근육을 깨우고,</u>
<u>뭉친 외근육을 부드럽게 풀어줄 수 있습니다.</u>

우리 몸에는 다수의 근육이 교차하는 14개의 크로스포인트가 있습니다. 자주 움직이는 외근육과 잘 사용하지 않는 내근육이 만나는 크로스포인트를 자극하면 두 근육 모두 컨디션을 좋게 할 수 있어 일거양득인 셈입니다.
강조해 말하면 14개의 부위는 꼭 자극해줘야 할 중요한 지점이라고 할 수 있습니다.

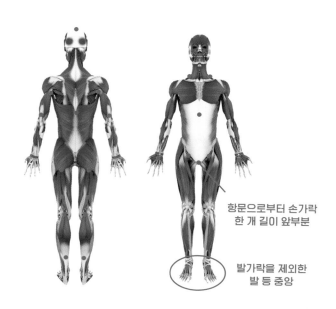

항문으로부터 손가락
한 개 길이 앞부분

발가락을 제외한
발 등 중앙

크로스포인트 체계는 주식회사 메타액시스의 다카하시 류조 대표
가 고안한 것으로 상표등록 및 특허를 취득한 것입니다. 국가의 공
인을 받은 것이기 때문에 근거가 확실하다고 할 수 있습니다.

제가 이 책에서 소개하는 스트레칭과 마사지는 이 크로스포인트
체계를 기반으로 하고 있습니다.

: 10초 만에 결림과 피곤함이 풀어지는 이유

결림과 피로를 풀기 위해 스트레칭이나 요가를 배우는 사람이 많습니다. 하지만 열심히 동작을 따라 해도 딱히 몸이 유연해지지 않고, 컨디션이 확 좋아지지도 않는다고 생각하는 분도 분명 있을 것입니다. 이 책을 읽고 계신 독자분 중에도 동감하시는 분들이 꽤 있으시겠지요?

그런 분들에게 이유를 물으면 한 가지 공통점이 있습니다.

'스트레칭으로 몸을 쭉 펼 때, 오히려 힘이 들어가고 몸이 굳어버리는 느낌이 든다'

유연해지기를 바랐으나, 되려 정반대의 상황에 놓이게 됩니다.

근육의 움직임은 크게 두 가지로 나눌 수 있습니다.

힘을 줘서 수축하는 것, 힘을 빼서 이완하는 것

이렇게 이야기하면 힘을 주지 말고 빼면 되지 않느냐고 반문하는 분들도 있겠지만, 아쉽게도 의식적으로 힘을 빼는 건 정말 어렵습니다.

평소에 습관적으로 줄곧 힘을 주고 있기에, 그 부분의 힘을 뺀 상태가 어떤지 전혀 모르기 때문입니다.

자의적으로 힘을 뺄 수 없다면, 어떻게 하면 좋을까요?

바로 신체 외부에서 직접 만져서 접근하는 방법입니다.

이 책에서 소개하는 셀프 케어 방법은
'문지르기', '풀기', '펴기'
그리고 이 '세 가지를 조합하기'입니다.

일반적인 스트레칭은 주로 '펴기'를 의미하지만, 이 책에서는 오히려 문지르기와 풀기를 더욱 중요하게 다루고 있습니다. 문지르고 풀어주는 조합으로 스트레칭 효과를 극대화할 수 있습니다.

인간에게는 '체성감각'이란 것이 있습니다.
체성감각은 '만져진다', '따뜻하다', '무게가 느껴진다' 등의 감각을 말하는 것으로 피부와 근육, 힘줄, 관절의 감각을 총칭합니다.

'크로스포인트'를 문지르고, 만지고, 움직이게 하면, 안쪽 깊숙이 있는 내근육에 체성감각을 만들어 줄 수 있습니다. 그럼 스위치가 켜진 것처럼 내근육이 움직이게 되고, 계속 힘을 줘서 딱딱해진 외근육에 휴식을 줄 수 있게 됩니다.
이제껏 딱딱하게 굳은 근육을 고통스럽고 힘겹게 풀어오셨지요?
앞으로는 크로스포인트 자극으로 10초 만에 고통 없이 근육이 풀리고, 부드러워지는 놀라운 경험을 하게 될 것입니다.
그 원리는 바로 체성감각을 살려냈기 때문입니다.

스트레칭해도 몸에 변화가 거의 없다고 고민하는 사람들의 또 다른 특징을 들자면,
'스트레칭할 때 관절을 거의 사용하지 않는다'입니다.
다리를 벌리는 동작을 예로 들면, 이때 사용하는 관절은 고관절 하나가 아닙니다. 무릎, 발목, 혹은 골반을 경유하는 척추 하나하나의 관절들이 모두 관련되어 있기에 수많은 관절, 힘줄, 근육의 유연성이 중요합니다.
고관절 통증으로 고관절 전문 관리를 받았는데도 다리가 여전히 벌려지지 않는 것은 무릎이나 허리 경직이 영향을 주고 있기 때문입니다. 반대로 허리가 아플 때, 아픈 부위와 연결된 주변의 관절이나 근육을 풀어주면 놀랍게도 바로 통증이 경감되는 경우도 많습니다.

이 책에서 소개하는 스트레칭처럼 '무릎 뒤쪽을 풀면 요통에 효과가 있다', '손가락을 부드럽게 이완시키면, 어깨 결림이 완화된다' 등 다른 부위를 풀었는데 의외로 효과가 바로 나타나는 상황들이 있습니다. 절대 과장된 이야기가 아닙니다!

앞으로 소개하는 스트레칭을 실천해서, 그 효과를 직접 체험해 보시길 바랍니다!

10초 만에 피곤함이 사라진다!
발가락·발목 스트레칭

⋮ 발이 피곤하면 연쇄작용이 일어난다!

◈ 발의 아치가 무너지면 전신이 붕괴된다

어깨가 뭉치고 뻐근하면, 대부분의 사람은 아픈 부위를 직접 주무르거나 어깨 주변 부위를 교정합니다. 나름 일리가 있지만, 사실 그것만으론 충분하지 않습니다.

어깨는 척추, 손목, 팔꿈치를 포함하여 여러 부위가 연관되어 있습니다. 결림의 근본적인 원인을 해결하려면 환부 이외 부위도 함께 교정해야 합니다.

관련된 부위들을 찾아가다 보면, 어깨에서 가장 먼 발밑이 원인일 수도 있습니다.

발밑 동그란 아치 부위가 무너져 균형이 맞지 않으면, 전신에 부하가 걸립니다. 그 결과 어깨가 결리게 되는 것이지요.

인간은 직립보행을 하므로 토대인 발밑에 문제가 생기면, 상반신으로 악영향이 연결되다가 어깨까지 어긋나게 되는 것은 당연한 이치입니다.

어깨 결림 외에도 발에서 비롯된 문제가 원인이 되는 경우는 많습니다.

• 부종이나 냉증
  → 종아리가 굳으면 혈액 순환이 나빠진다.

- 요통
  - → 정강이 앞쪽이 굳으면 중심이 앞으로 쏠린다. 그럼 반대로 균형을 잡으려고 몸을 뒤로 젖히게 되어 요통이 발생한다.
- 금방 피곤해진다
  - → 온몸이 경직되어 있어 쓸데없이 힘을 주게 된다.
- 쪼그리고 앉기 힘들다
  - → 정강이 앞쪽 근육이 굳어 발목이 구부러지지 않는다.

◈ 바르게 중심을 잡고 서면 전신이 이완된다

안쪽 복사뼈 바로 아래는 우리 몸에서 가장 부하가 없는 중심 위치입니다. 이 부위부터 정강이뼈(경골)를 바로 세워야 합니다. 그럼 전신 근육에 쓸데없는 부하가 걸리지 않고, 온몸이 이완된 상태가 됩니다.

중심 위치에 바르게 힘을 주고 설 수 있으면 좋겠지만, 몇 가지 조건을 충족해야 합니다.

그중 하나가 바로 발바닥 아치를 제대로 만드는 것입니다.

1장에서 소개할 '발가락과 발목 스트레칭'으로 몸의 토대를 만들어봅시다!

01 발가락 돌리기

발은 쉽게 지치는 부위입니다. 발바닥, 발가락을 손가락으로 돌리고 잡아 당기면 피로를 해소할 수 있습니다.
해당 부위의 근육이 이완되면서 확실히 개운해집니다.
바닥에 앉는 자세가 힘들다면 의자에 앉아서 해도 괜찮습니다.
운동 전과 잠자기 전에 꼭 해보세요!

자기 전에 해주니까 기상 후 컨디션이 아주 좋아졌습니다!

발에 자주 쥐가 나거든요. 습관처럼 해야 할 스트레칭이네요.

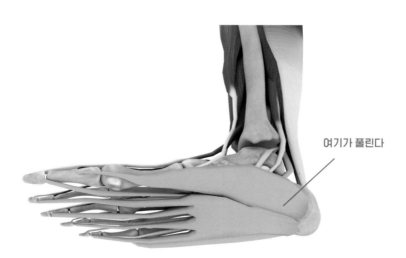

여기가 풀린다

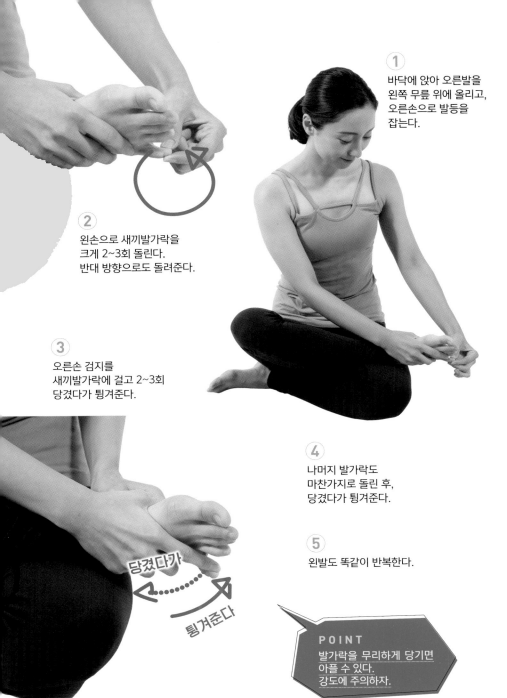

1
바닥에 앉아 오른발을
왼쪽 무릎 위에 올리고,
오른손으로 발등을
잡는다.

2
왼손으로 새끼발가락을
크게 2~3회 돌린다.
반대 방향으로도 돌려준다.

3
오른손 검지를
새끼발가락에 걸고 2~3회
당겼다가 튕겨준다.

4
나머지 발가락도
마찬가지로 돌린 후,
당겼다가 튕겨준다.

5
왼발도 똑같이 반복한다.

당겼다가

튕겨준다

POINT
발가락을 무리하게 당기면
아플 수 있다.
강도에 주의하자.

02 정강이 풀기

'발가락이 위로 뜬다, 발목이 딱딱하게 굳었다, 고관절에 혈액순환이 잘 안 된다' 이런 증상으로 고민하고 있다면, 정강이 근육(정강이뼈 옆에 돌출된 부분)을 풀어 주세요.

발목·발가락과 무릎을 이어주며 고관절까지 연결되는 정강이 근육을 풀어주면 위의 문제들을 해소할 수 있습니다.

오늘 잠들기 전에 꼭 해보시길 바랍니다.

다리가 전반적으로 가벼워졌어요. 움직임도 가뿐하네요!

정강이 염증에 시달려왔는데, 좀 더 빨리 알았으면 얼마나 좋았을까요.

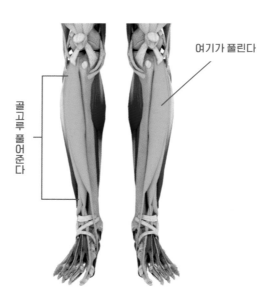

여기가 풀린다

골고루 풀어준다

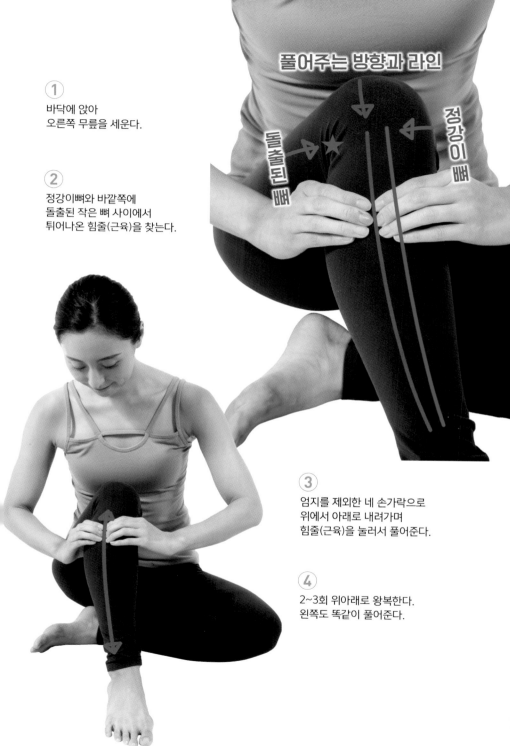

풀어주는 방향과 라인

돌출된 작은 뼈

★

정강이 뼈

① 바닥에 앉아
오른쪽 무릎을 세운다.

② 정강이뼈와 바깥쪽에
돌출된 작은 뼈 사이에서
튀어나온 힘줄(근육)을 찾는다.

③ 엄지를 제외한 네 손가락으로
위에서 아래로 내려가며
힘줄(근육)을 눌러서 풀어준다.

④ 2~3회 위아래로 왕복한다.
왼쪽도 똑같이 풀어준다.

03 발목 풀기

'발목이 굳어서 쪼그려 앉으면 바로 정강이가 붓는다'
이런 증상이 있다면, 발목 관절 주변 근육이 굳어 있을 가능성이 높습니다.
발목은 정강이에서 뻗어 나온 근육이 이어지고, 힘줄이 매우 많기 때문에 발목 근육이 뭉치면 제대로 움직이기 힘듭니다.
골고루 풀어주면 한결 부드러워지고, 불편함 없이 움직일 수 있습니다.

행사 관련 업무에 종사하고 있어요. 전보다 오래 걸을 수 있어서 좋습니다.

한의원에서 치료를 받아왔지만, 이만큼 효과를 본 적은 없었습니다!

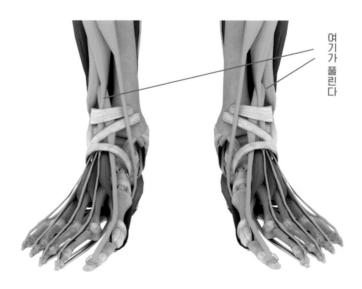

여기가 풀린다

① 바닥에 앉아
오른쪽 무릎을 세운다.

② 오른쪽 발목을 위로 꺾어 올리면서
발목 힘줄의 움직임을 느낀다.

③ 힘줄에 엄지손가락을 대고
좌우로 밀면서 풀어준다.

④ 위아래로 손을 이동하면서
주변도 함께 풀어준다.

⑤ 왼쪽도 똑같이 풀어준다.

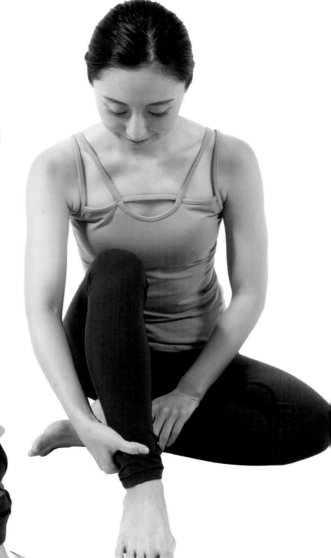

POINT
힘줄을 가로로 자른다는
느낌으로 풀어준다.

04 장딴지 풀기

발목이 굳었거나 부은 사람, 무릎이나 허리 통증이 있는 사람은
발목과 무릎을 연결하는 장딴지를 풀어주는 것이 좋습니다.
장딴지 근육은 안쪽과 바깥쪽으로 나뉘어 있습니다. 그 사이에 엄지손가락을 넣
어 쪼개듯이 풀어주면 해당 부위들의 문제가 모두 해결됩니다.
특히, 무릎 뒤편(오금)부터 장딴지 안쪽까지 아픈 부위에 집중하여 세심하게 풀
어보세요!

수시로 종아리에 쥐가 나서 고생했는데, 이제는 살 것 같아요!

장딴지 가운데를 누르면 정말 시원하죠. 매일 하고 있습니다.

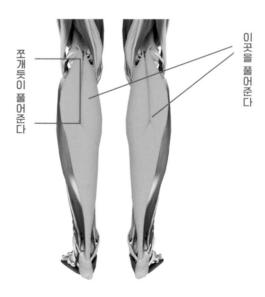

쪼개듯이 풀어준다

이곳을 풀어준다

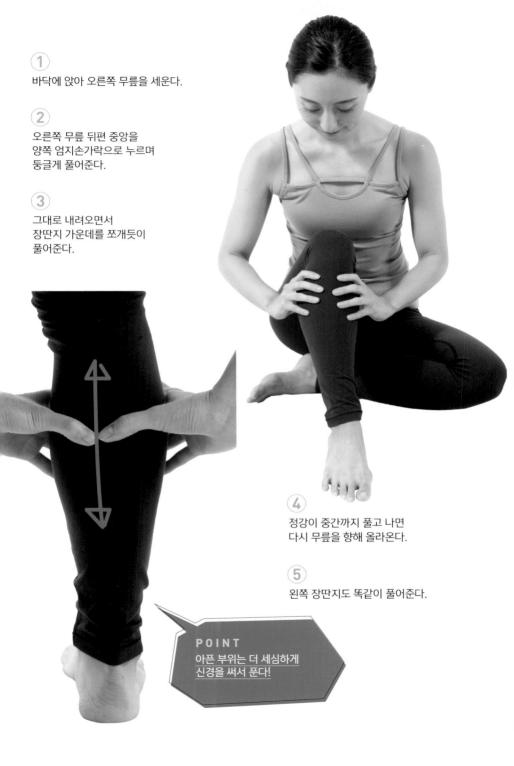

1 바닥에 앉아 오른쪽 무릎을 세운다.

2 오른쪽 무릎 뒤편 중앙을
양쪽 엄지손가락으로 누르며
둥글게 풀어준다.

3 그대로 내려오면서
장딴지 가운데를 쪼개듯이
풀어준다.

4 정강이 중간까지 풀고 나면
다시 무릎을 향해 올라온다.

5 왼쪽 장딴지도 똑같이 풀어준다.

POINT
아픈 부위는 더 세심하게
신경을 써서 푼다!

05 발바닥 크로스포인트

'다리가 금방 피로하다. 잘 붓는다. 발바닥 균형이 잘 안 맞는다'
이 세 가지 증상은 발바닥 내근육의 기능 저하가 원인일 수 있습니다.
발바닥 내근육 기능을 제대로 회복하면 발목이 안정되고, 유연하게 움직일 수 있으므로 증상도 효과적으로 완화됩니다.
발가락을 제외한 발바닥 중앙에 손가락이나 공을 대고 10회 정도 반복해서 풀어줍시다!

꾸준히 했더니 발바닥 균형이 제대로 잡혔어요!

장시간 서 있어도 다리가 거의 아프지 않게 되었습니다.

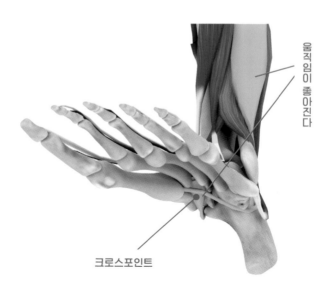

움직임이 좋아진다

크로스포인트

① 바닥에 앉아 오른발을 왼쪽 무릎 위에 올린다.

② 발바닥 중앙(발가락을 제외한 길이)을
양쪽 엄지손가락으로 지압한다.

③ 지압하는 동안 발가락도
10회 정도 오므렸다 펴기를
반복한다.

④ 왼발도 똑같이 풀어준다.

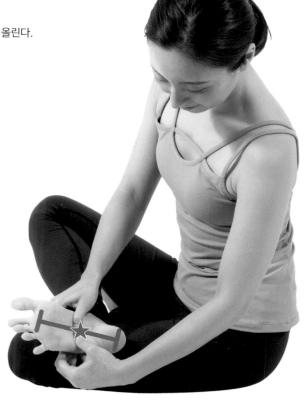

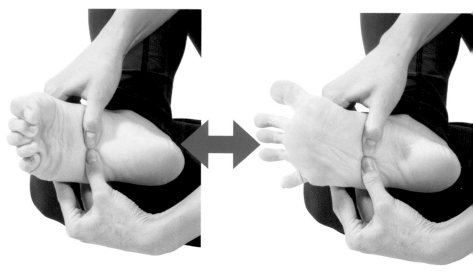

06 아킬레스건 크로스포인트

'장딴지가 부어 있고, 피곤하며, 항상 경직되어 있다'
이런 사람은 복사뼈 아킬레스건을 지압하면서 발목을 빙글빙글 돌리세요.
장딴지가 이완되면서 편안해질 것입니다.
목욕 시 욕조 안에서 혹은 잠들기 전에 침대에서 해 주면 하루 동안 쌓인 피로가
풀리고 다음 날 달라진 몸 상태를 느낄 수 있을 것입니다.
오늘부터 실천해보세요!

다리가 부어서 밤에 잠을 못 잘 정도였는데 말끔히 사라졌습니다!

손으로 주무르기만 하는 것이 아니라 발목을 움직인다는 것이 새롭네요.

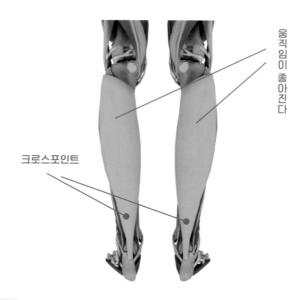

움직임이 좋아진다

크로스포인트

① 바닥에 앉아 오른쪽 발을
왼쪽 무릎 위에 올린다.

② 아킬레스건 중앙을
양쪽 엄지손가락으로 지압한다.

③ 지압하면서 발목을
빙글빙글 안쪽으로 5회,
바깥쪽으로 5회 돌린다.

④ 왼발도 똑같이 풀어준다.

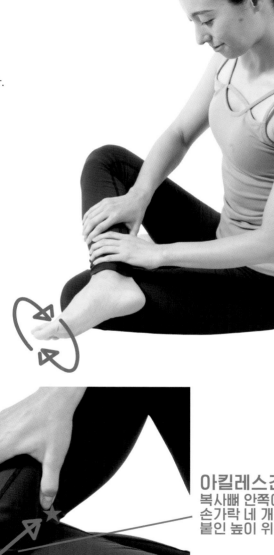

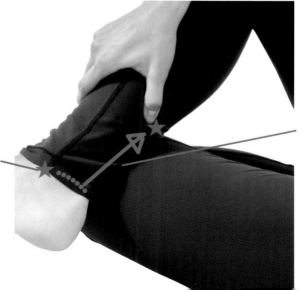

복사뼈 안쪽

아킬레스건:
복사뼈 안쪽에서
손가락 네 개를 가로로
붙인 높이 위쪽

아킬레스건 스트레칭은 발의 피로와 부종을 해소해 줍니다.

이 동작을 할 때, 발바닥 중앙을 의식하며 바닥에 꽉 눌러주면 근육이 늘어나는 것이 더 잘 느껴집니다.

발바닥 한가운데 있는 내근육을 의식하면서 스트레칭하면 외근육을 부드럽게 풀면서 이완할 수 있습니다.

이러한 아이디어가 중요합니다!

발바닥 중앙을 의식하기만 해도 확실히 효과가 다르네요.

달리기 전에는 반드시 하고 있어요!

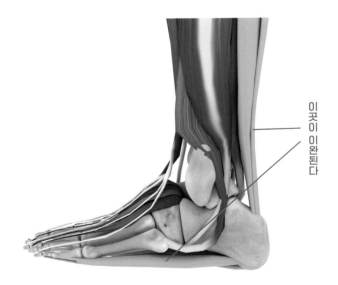

이곳이 이완된다

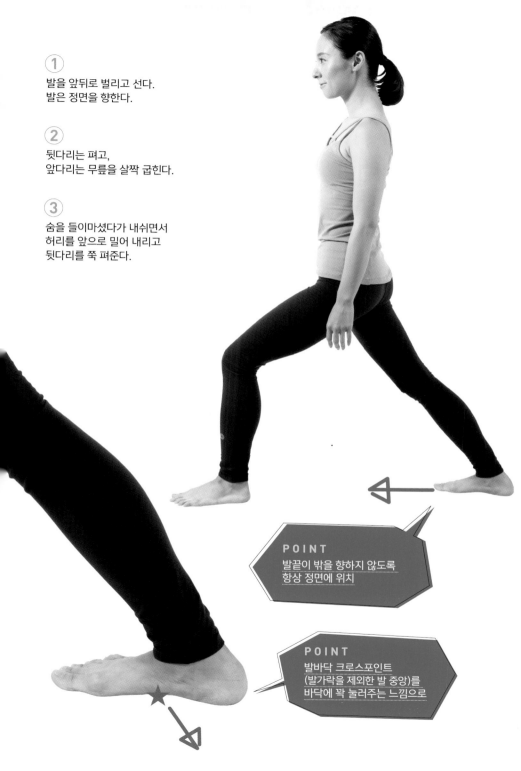

①
발을 앞뒤로 벌리고 선다.
발은 정면을 향한다.

②
뒷다리는 펴고,
앞다리는 무릎을 살짝 굽힌다.

③
숨을 들이마셨다가 내쉬면서
허리를 앞으로 밀어 내리고
뒷다리를 쭉 펴준다.

POINT
발끝이 밖을 향하지 않도록
항상 정면에 위치

POINT
발바닥 크로스포인트
(발가락을 제외한 발 중앙)를
바닥에 꽉 눌러주는 느낌으로

아름다운 다리 라인을 위해 '뼈'를 세워라

저는 개인 트레이너이기에 바디 라인에 대한 상담 요청을 종종 받고 있습니다. 그중에서 가장 많은 질문은 '어떻게 하면 날씬한 다리를 만들 수 있나요?'입니다. 특히, 여성은 다리를 드러내는 여름이 되면 다리 굵기에 신경이 많이 쓰인다고 합니다.

다리가 굵어지는 이유는 허벅지와 장딴지에 불필요하게 힘이 들어가, 근육이 비대해졌기 때문입니다. 날씬한 다리를 만들려면 허벅지와 장딴지 근육에 가해지는 부하를 줄여야 합니다.

그러기 위해서는 '뼈를 바르게 세우는 것'이 중요합니다.

안쪽 복사뼈 바로 아래에 체중을 싣고 뼈로 지탱하면
근육을 효율적으로 사용할 수 있습니다.
그럼 근육 비대가 억제되고, 날씬한 다리를 만들 수 있습니다.

게다가 혈액과 림프의 흐름도 좋아지기 때문에 전신에 좋은 영향을 줄 수 있습니다. 뼈로 바로 서기 위해서는 역시 발바닥 아치 기능을 회복하는 것이 중요합니다.

아름다운 다리 라인을 위해 발의 크로스포인트를 자극하고 내근육 움직임을 활성화합시다.

10초 만에 무릎 통증을 없앤다!
무릎 스트레칭

：무릎 비틀림을 해결하면 통증이 사라진다

◈ **무릎을 곧게 편 자세는 좋지 않다!**

'바르게 선 자세'를 상상해 봅시다.

'가슴을 쫙 펴고 발꿈치는 붙인다. 양다리를 곧게 편다'

바로 차렷 자세가 떠오를 것입니다. 하지만 이 자세는 무릎에 손상을 입힐 수 있어서 좋지 않습니다.

무릎을 곧게 편 자세는 허벅지 앞쪽 근육(대퇴사두근)에 힘이 들어가 있는 상태입니다.

대퇴사두근은 상당히 넓은 비중을 차지하고 있으며 가장 큰 힘을 내고, 힘을 쓰기도 매우 쉬운 근육입니다. 그 힘의 영향으로 무릎관절을 다치는 사람들이 많습니다. 무릎 외 여러 관절과도 연결되어 있어서 무리하게 힘을 줄 경우 여러 부위의 관절에 악영향을 미칠 가능성이 높습니다.

무릎을 곧게 펴고 선 자세를 취하면 중심이 앞으로 이동하게 되어, 장딴지나 발바닥에도 힘이 들어갑니다. 장시간 서 있으면 쉽게 피곤해지는 것도 이 때문입니다.

관절을 다치지 않고 건강한 몸을 만드는 중요한 포인트는

'무릎에 힘을 빼는 것'입니다.

이때 사용하는 근육이 무릎 뒤쪽과 허벅지 안쪽 대퇴 근육입니다.

◈ 무릎에서부터 비틀림을 없애자

서거나 앉는 자세를 취하다 보면 무릎에서 '뚝' 소리가 날 때가 있습니다. 그 원인에 대해 명확히 밝혀지진 않았으나 다양한 가설이 제기되고 있습니다. 그중 하나가 '무릎 비틀림'입니다.

일반적으로 무릎은 안쪽으로 구부리는 것만 가능하다고 생각하지만 사실 정강이를 비틀 수도 있습니다. 무릎을 구부릴 때 정강이 안쪽으로, 펼 때 정강이 바깥쪽으로 비틀어지는 것이 정상적입니다. 하지만 무릎이 약한 사람은 이 비틀림의 변화가 거의 없고, 바깥쪽으로 비틀어진 상태인 경우가 많습니다.

무릎의 평편한 곳을 기준으로 정강이가 엄지손가락 하나 정도 밖으로 어긋나 있으면 뒤틀림이 심하다고 볼 수 있습니다. 이런 경우 정강이를 안쪽으로 비틀어 교정해야 하는데, 이때 활성화해야 하는 근육이 두 개 있습니다.

'무릎 뒤쪽 근육'과 '허벅지 안쪽 근육'
두 근육을 의식하고 사용할 수 있게 되면,
정강이 뒤틀림이 해소되어 무릎 통증이 완화됩니다.

이 장에서 소개할 스트레칭으로 '무릎 뒤쪽, 허벅지, 뒤쪽 허벅지'에 자극을 주고 무릎을 부드럽게 움직여 봅시다.

'무릎이나 고관절에서 뚝 소리가 난다, 움직이기 힘들고 아프다'
이는 허벅지 바깥쪽 근육이 굳어 있기 때문입니다.
허벅지 바깥쪽 근육이 굳으면 연결된 무릎관절과 고관절의 움직임도 함께 나빠
질 수 있습니다.
무릎 바깥쪽에서 움푹 들어간 곳을 찾은 후, 거기서부터 고관절까지 양손으로 꼼
꼼하게 풀어줍시다. 그럼 움직임이 한결 부드러워질 것입니다!

정형외과에 다녀도 낫지 않았던 무릎 뒤 통증이 3일 만에 나았습니다!

무릎에서 나는 소리 때문에 늘 신경 쓰였었는데, 지금은 걱정 없어요.

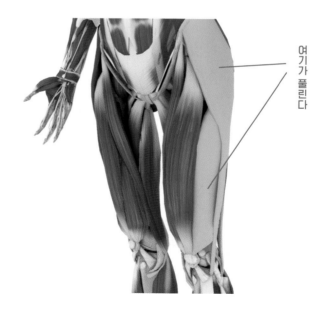

여기가 풀린다

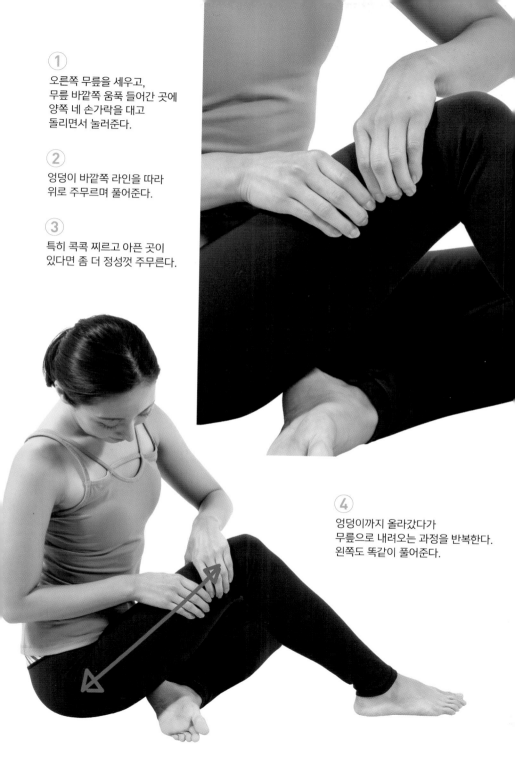

① 오른쪽 무릎을 세우고,
무릎 바깥쪽 움푹 들어간 곳에
양쪽 네 손가락을 대고
돌리면서 눌러준다.

② 엉덩이 바깥쪽 라인을 따라
위로 주무르며 풀어준다.

③ 특히 콕콕 찌르고 아픈 곳이
있다면 좀 더 정성껏 주무른다.

④ 엉덩이까지 올라갔다가
무릎으로 내려오는 과정을 반복한다.
왼쪽도 똑같이 풀어준다.

02 무릎 뒤쪽 풀기

무릎이 자주 아픈 사람은 무릎을 과도하게 쭉 펴는 습관이 있습니다.
그럼 다리가 막대기처럼 굳고, 무릎에도 부담이 갑니다. 어느 정도 여유 있게 살
짝 구부린 자세가 가장 좋습니다.
무릎 뒤쪽 근육을 강화해 봅시다. 무릎에 가해지는 부하가 줄어들어 여유를 줄 수
있습니다.
무릎이 아픈 사람은 평소 무릎 뒤쪽에 자극을 주어 유연하게 만들어 주세요.

왼쪽 무릎 뒤를 만져보니까 확실히 딱딱하게 굳어 있었습니다.

어떻게 내가 아픈 곳을 손바닥 들여다보듯 알고 있는지 신기합니다.

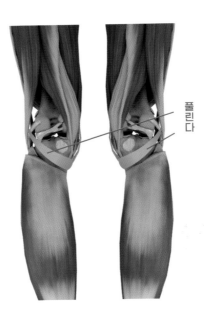

풀린다

①

바닥에 앉아 오른쪽 무릎을 세운다.

②

무릎 뒤쪽 오목한 곳에
양쪽 엄지손가락을 대고
둥글게 원을 그리며 돌려준다.

③

서서히 주변 부위로 넓혀가며
위아래도 함께 풀어준다.
반대쪽도 똑같이 반복한다.

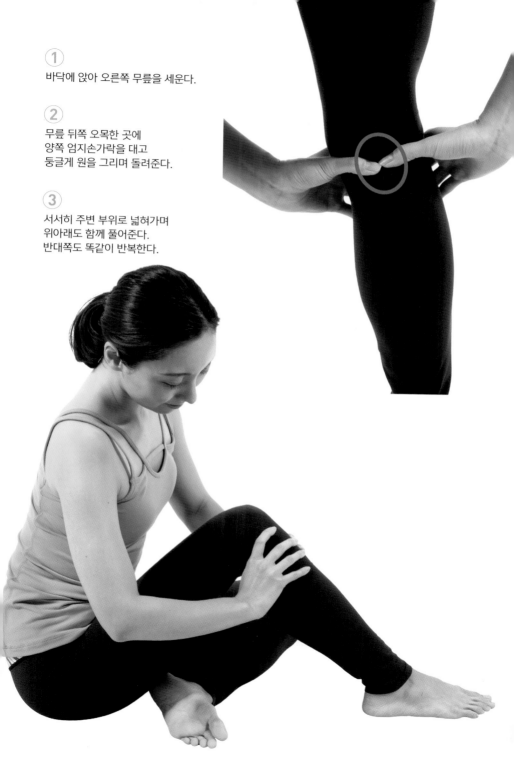

03 허벅지 안쪽 풀기

무릎과 허리가 아픈 사람은 허벅지 안쪽 근육이 굳어 있습니다.
허벅지 안쪽 근육은 무릎과 직접 연결되며, 체간의 내근육을 통해 허리와도 연결됩니다. 그래서 이 부위가 굳으면 무릎과 허리에 부담이 갑니다.
사실 허벅지 근육은 풀기 어렵지만, 앉은 자세에서 팔꿈치를 이용하면 비교적 수월하게 풀 수 있습니다.
무릎부터 고관절까지 골고루 풀어주세요!

너무 아픕니다! 하지만 풀어주고 나니 허리가 편해졌어요.

팔꿈치로 하니까 힘이 없어도 쉽게 할 수 있어요!

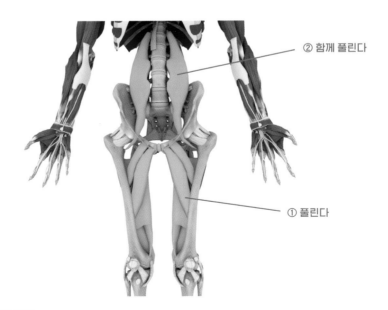

② 함께 풀린다

① 풀린다

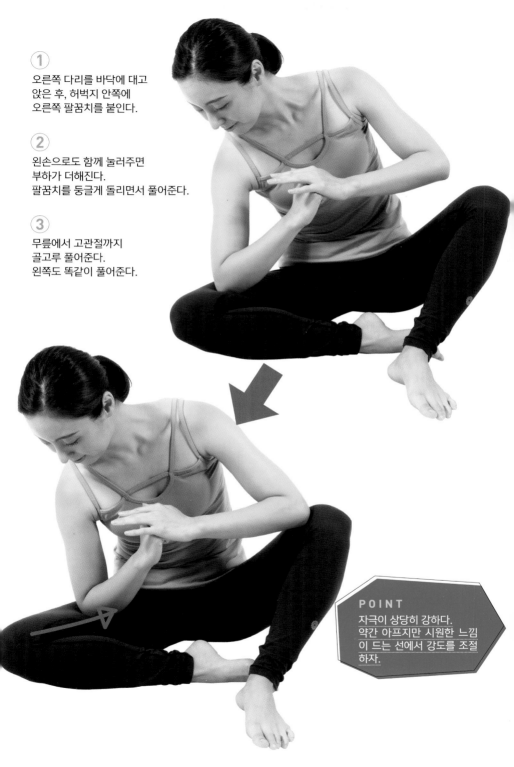

1

오른쪽 다리를 바닥에 대고
앉은 후, 허벅지 안쪽에
오른쪽 팔꿈치를 붙인다.

2

왼손으로도 함께 눌러주면
부하가 더해진다.
팔꿈치를 둥글게 돌리면서 풀어준다.

3

무릎에서 고관절까지
골고루 풀어준다.
왼쪽도 똑같이 풀어준다.

POINT
자극이 상당히 강하다.
약간 아프지만 시원한 느낌
이 드는 선에서 강도를 조절
하자.

04 무릎 뒤쪽 크로스포인트

무릎이 굳으면 허리와 무릎 통증의 원인이 됩니다.
무릎 근육은 허벅지 바깥쪽과 엉덩이를 따라 허리와도 연결됩니다.
따라서 무릎 근육이 굳으면 무릎뿐만 아니라 허리까지 악영향이 미치게 되어 통증이 생기고 움직임이 불편해집니다.
무릎과 허리 통증을 모두 해결하려면 무릎의 움직임을 부드럽게 하고, 체간과 연결된 무릎 뒤 근육에 자극을 주어야 합니다.

왼쪽 다리를 펴면 무릎 뒤쪽이 아팠었는데, 통증이 줄어들었습니다.

잠들기 전에 풀어주고 나니, 아침에 일어날 때 한결 가볍습니다.

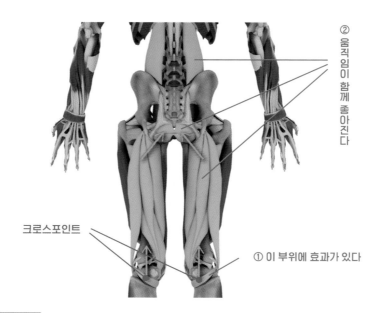

② 움직임이 함께 좋아진다

크로스포인트

① 이 부위에 효과가 있다

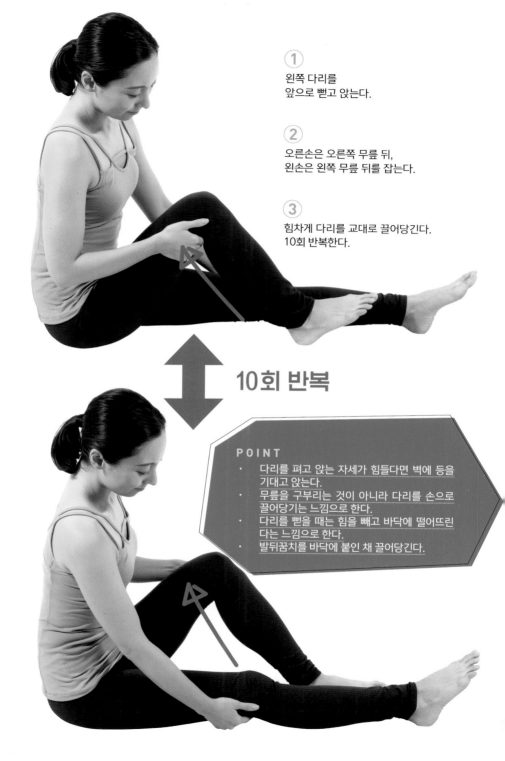

① 왼쪽 다리를
앞으로 뻗고 앉는다.

② 오른손은 오른쪽 무릎 뒤,
왼손은 왼쪽 무릎 뒤를 잡는다.

③ 힘차게 다리를 교대로 끌어당긴다.
10회 반복한다.

10회 반복

POINT
- 다리를 펴고 앉는 자세가 힘들다면 벽에 등을 기대고 앉는다.
- 무릎을 구부리는 것이 아니라 다리를 손으로 끌어당기는 느낌으로 한다.
- 다리를 뻗을 때는 힘을 빼고 바닥에 떨어뜨린 다는 느낌으로 한다.
- 발뒤꿈치를 바닥에 붙인 채 끌어당긴다.

05 무릎 뒤 위쪽 크로스포인트

아침에 일어났을 때 허리가 아프고, 다리가 묵직하다면 무릎 뒤 위쪽을 자극해 봅시다.

바닥에 앉은 후, 무릎 뒤에서 손가락 네 개를 붙인 높이 위쪽을 잡고 다리를 쭉 뻗었다 당겨 올리기를 반복합니다.

무릎 뒤 위쪽 근육은 허리, 종아리와 연결되어 있어서 자극해주기만 해도 하반신이 개운해집니다.

계속 자극하다 보니 허리 통증이 나아진 것 같아요!

손가락이 근육 사이로 들어가지 않아서 계속 반복했어요.

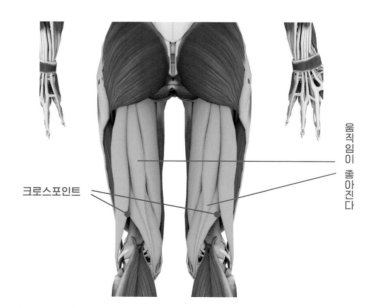

크로스포인트

움직임이 좋아진다

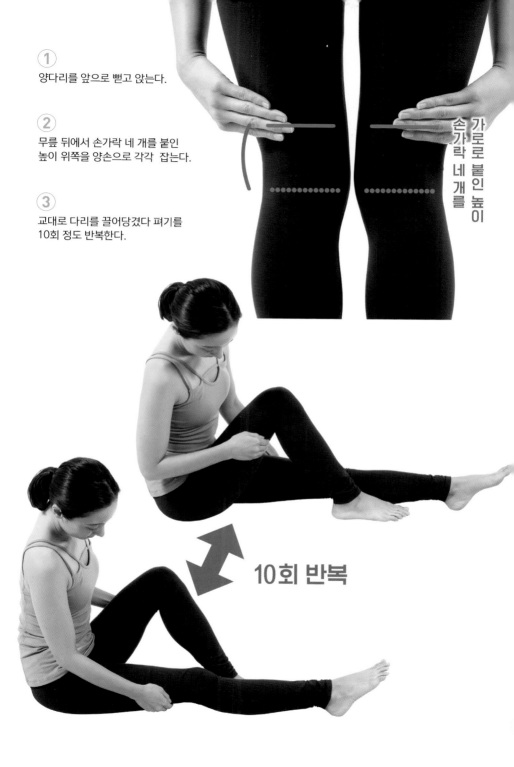

① 양다리를 앞으로 뻗고 앉는다.

② 무릎 뒤에서 손가락 네 개를 붙인 높이 위쪽을 양손으로 각각 잡는다.

③ 교대로 다리를 끌어당겼다 펴기를 10회 정도 반복한다.

손가락 네 개를 가로로 붙인 높이

10회 반복

06 허벅지 스트레칭

무릎에 통증이 있거나 움직이기 힘든 사람은 대부분 허벅지가 딱딱하게 굳어 있습니다. 따라서 허벅지 스트레칭을 해주면 좋습니다.

무릎 뒤쪽을 문질러주면 내근육에 자극이 가해져서 무릎의 움직임이 좋아지고 스트레칭 효과가 더 커집니다.

스트레칭 강도에 따라 3단계로 나누어져 있으니, 자신의 유연성 정도에 맞게 강도를 조절해 보세요.

지압을 받아볼까 고민하던 참이었는데 스트레칭으로도 효과가 있네요!

무릎이 아픈 쪽 다리는 허벅지도 역시 딱딱했더라고요!

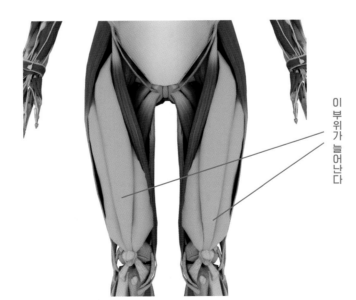

이 부위가 늘어난다

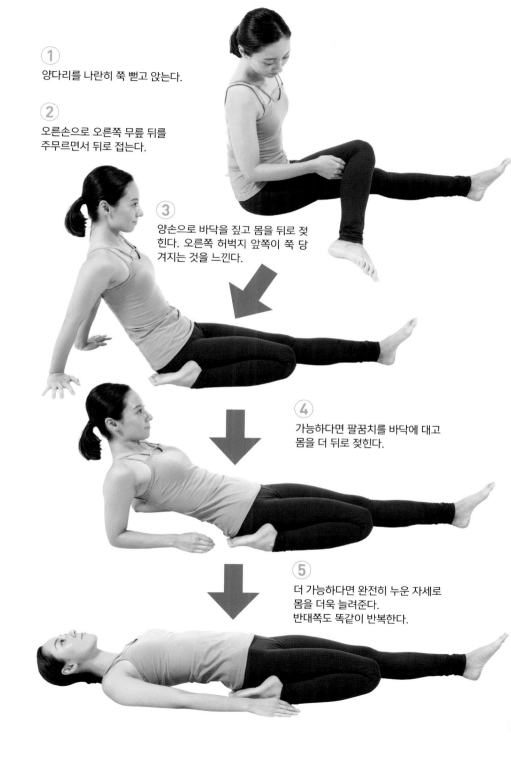

① 양다리를 나란히 쭉 뻗고 앉는다.

② 오른손으로 오른쪽 무릎 뒤를 주무르면서 뒤로 접는다.

③ 양손으로 바닥을 짚고 몸을 뒤로 젖힌다. 오른쪽 허벅지 앞쪽이 쭉 당겨지는 것을 느낀다.

④ 가능하다면 팔꿈치를 바닥에 대고 몸을 더 뒤로 젖힌다.

⑤ 더 가능하다면 완전히 누운 자세로 몸을 더욱 늘려준다. 반대쪽도 똑같이 반복한다.

걸을 때 발뒤꿈치 착지를 의식하지 마라

"요즘 유달리 무릎이 아파요." 늘 활기차고 건강했던 고객이 갑자기 상담을 요청하였습니다. 무슨 일이 있었는지 물었더니 최근에 열심히 걷기 운동을 하고 있는데, 의식적으로 발뒤꿈치에 힘을 주어 착지하는 동작을 반복하고 있다고 대답했습니다.

실제로 걷기 운동 레슨에 가면 발뒤꿈치로 착지하는 방법을 추천합니다. 걸을 때 발뒤꿈치가 먼저 착지하는 것은 맞습니다.

그렇다고 해서 일부러 발뒤꿈치 착지를 의식하고 걸으면, 불필요한 힘이 실리게 됩니다.

발뒤꿈치부터 착지하려고 의식하면
발끝을 위로 올리게 되고, 그 순간 정강이에 힘이 들어갑니다.

정강이 근육뿐만 아니라 연결된 허벅지 앞쪽 근육도 함께 뭉치는 결과를 초래합니다. 게다가 발끝을 올리면 무릎을 쫙 편 상태로 착지하게 되므로 무릎에 충격이 직접 전달됩니다.

정강이, 허벅지 앞쪽 근육과 상반된 기능을 하는 뒷다리, 무릎 뒤, 정강이 내근육을 제대로 사용할 수 있게 되면, 자연스럽게 걸을 수 있습니다. 안전하고 효과 높은 걷기 운동을 위해 1·2장의 스트레칭을 습관화합시다.

3

10초 만에 허리 통증을 없앤다!
고관절·허리 스트레칭

⋮ 자세가 틀어지는 이유는 무엇일까?

◈ 잘못된 자세 때문에 골반이 틀어지면, 몸 상태도 나빠진다

'우리가 일상에서 습관적으로 취하는 잘못된 자세와 동작 때문에 골반이 틀어지는 경우가 많습니다. 골반이 틀어지면 신체 전반에 걸쳐 다음과 같은 악영향을 미치게 됩니다

- 쉽게 살이 찐다
- 어깨 결림과 허리 통증을 일으킨다
- 부종과 냉증을 유발한다
- 월경 불순이 된다

따라서 골반이 틀어지지 않도록 평소에 몸 상태와 자세를 정돈할 필요가 있습니다.

골반이 틀어진 원인은 다양하지만, 공통점이 하나 있습니다.
바로, 복부 근육(복직근)이 굳어 있습니다.

갈비뼈부터 치골까지 연결된 복부 근육은 신체 표면에 있으며 우리가 많이 사용하는 근육입니다. 하지만 너무 많이 사용한 나머지 굳어지기 쉬운 근육이기도 합니다.

복부 근육은 다른 여러 근육과도 연결되는데, 그중 하나가 골반 밑에 붙어 있는 '골반기저근'입니다.

 체간 내근육인 골반기저근은 복부 근육이 굳으면 함께 굳어 버립니다.

◈ 배가 딱딱하게 굳는 이유

복부 근육이 굳는 이유는 무엇일까요?

어깨나 등 근육이 굳으면 결리고 당기는 증상이 바로 느껴지지만, 복부 근육이 굳는다는 것이 어떤 느낌인지 바로 연상 되지 않는 분들이 많을 것입니다.

하지만, 복부는 쉽게 굳는 부위입니다.

우리가 취하는 자세 대부분이 복부에 힘을 주어야 하기 때문입니다.

'구부정한 등', '뒤로 젖혀진 허리'

이 두 가지는 대표적으로 잘못된 자세입니다.

언뜻 보면 정반대의 상태로 보이고 굳은 근육도 전혀 다를 것 같지만, 다른 것은 외형일 뿐 굳은 근육은 거의 동일합니다. 그리고 공통으로 복부 근육이 포함되어 있습니다.

평소에 복부 근육을 이완해야 틀어진 골반을 교정할 수 있습니다. 단순히 배에서 힘을 빼봐야 습관적인 자세나 동작으로 인해 바로 다시 굳어 버리므로, 확실한 방법을 찾아야 합니다.

바로 '체간'에 있는 여러 종류의 내근육을 가동하는 것입니다.

이 장에서는 '명치'와 '고관절'의 크로스포인트를 활성화하여 내근육을 자극하고, 기능을 향상하는 방법을 소개합니다.

◈ **복부가 이완되면 쉽게 피로해지지 않는다!**

장시간 책상 앞에 앉아 있으면 등이 앞으로 말리기 때문에 새우처럼 굽은 등이 될 수밖에 없습니다.

그리고 우리는 힘을 주는 방법은 알지만, 힘을 빼는 방법을 모르기 때문에 책상 앞에 고정된 자세로 앉아 있다 보면, 자연스럽게 몸에 힘이 들어갑니다. 그 결과 복부 근육이 딱딱하게 굳어 버립니다.

복부 근육은 가슴과 목·어깨, 옆구리를 통해 허리와 연결됩니다. 배가 딱딱해지면 그 영향이 목과 어깨 관절에 전달되고 통증을 유발합니다.

굽은 등을 교정하겠다고 가슴을 펴면,

이번에는 등 근육이 굳어버립니다.

그 결과 호흡이 얕아져서 쉽게 피로해집니다.

'상체를 구부려도 안 돼, 펴도 안 돼, 도대체 어쩌라는 거야!?' 라는 생각이 드실 겁니다. 이때 필요한 것이 요령이지요.

앉는 자세에는 3가지 요령이 있습니다.

고관절에 무게중심을 맞추고,

명치에서 힘을 빼고,

겨드랑이를 사용해 어깨를 내린다. (4장에서 소개)

이렇게 하면 자세를 유지하기 위해 불필요한 힘을 주지 않아도 되고 편안한 상태를 유지할 수 있습니다.

우선, 3장에서 소개할 명치와 고관절 이완법을 익히고, 의식하는 것부터 시작해 봅시다!

01 옆구리 풀기

요통이 있는 사람은 대부분 옆구리가 굳어 있습니다. 굳은 정도가 심할수록 허리에 부담이 더해집니다.

허리와 옆구리 경계선에 엄지손가락을 집어넣어 풀어주면 허리 통증을 완화할 수 있습니다.

장시간 가만히 서 있거나 앉아 있을 때, 걷다가 지치거나 피곤하면 더 굳어지므로 틈틈이 옆구리를 풀어주세요.

주물러보니 정말 옆구리가 딱딱하더군요! 요통의 원인을 알게 되었습니다.

말랑말랑한 줄 알았는데 옆구리 뒤쪽이 딱딱해서 놀랐습니다.

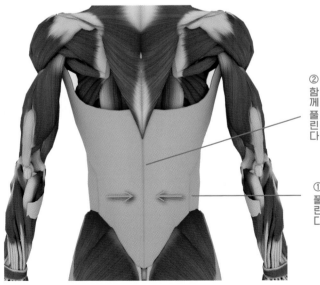

② 함께 풀린다

① 풀린다

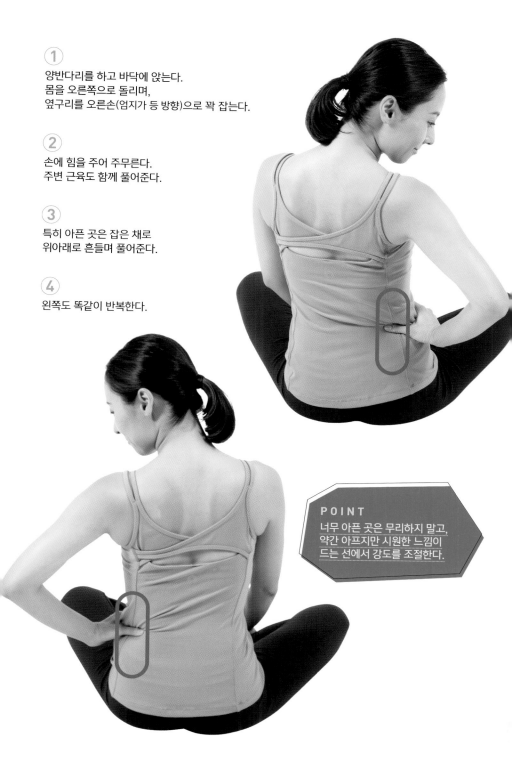

1

양반다리를 하고 바닥에 앉는다.
몸을 오른쪽으로 돌리며,
옆구리를 오른손(엄지가 등 방향)으로 꽉 잡는다.

2

손에 힘을 주어 주무른다.
주변 근육도 함께 풀어준다.

3

특히 아픈 곳은 잡은 채로
위아래로 흔들며 풀어준다.

4

왼쪽도 똑같이 반복한다.

POINT
너무 아픈 곳은 무리하지 말고,
약간 아프지만 시원한 느낌이
드는 선에서 강도를 조절한다.

02 명치 풀기

'허리와 등이 통증까지는 아니지만 뻐근하다. 하지만 시간이 없어서 치료나 마사지를 받으러 갈 수가 없다…'
이런 분들은 시험 삼아 명치(배꼽에서 네 손가락을 붙인 높이 위쪽)를 손가락으로 눌러서 풀어보십시오.
복부 근육은 등과 허리에 연결되어 있기 때문에 명치를 풀어주면
허리와 등도 이완됩니다. 일하는 틈틈이 꼭 실천해보세요!

책상 앞에 오래 앉아 있는 편인데, 틈틈이 풀어주니 정말 시원해지네요!

배가 이완되면서 식욕이 돌아왔어요.

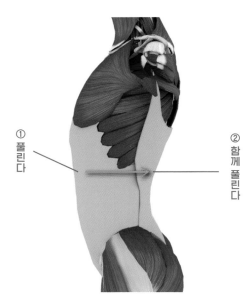

① 풀린다

② 함께 풀린다

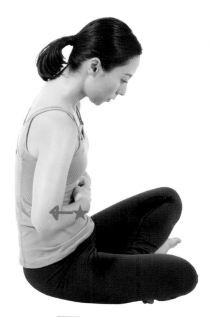

① 양반다리를 하고 앉는다.
명치 위에 열 손가락을 모두 올린다.

네 손가락을 붙인 높이 위쪽

배꼽

② 숨을 들이마시고 내쉬면서
상체를 둥글게 앞으로 숙인다.

③ 손가락을 안쪽으로 밀어 넣고
원을 그리듯 풀어준다.

④ 주변으로 넓혀가면서 풀어준다.

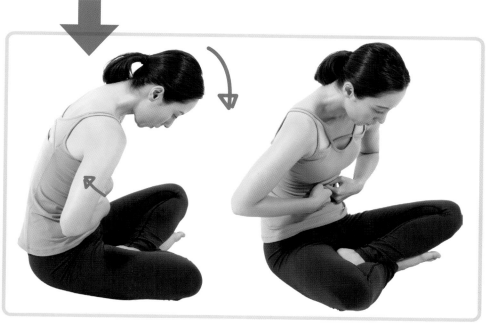

'목과 어깨가 뻐근하고 숨이 찬다'
이러한 증상을 해결하려면 갈비뼈 안쪽을 풀어줘야 합니다.
횡격막은 호흡과 관련이 있으며, 어깨를 내려 목·어깨 결림을 해소하는 겨드랑이
근육에도 연결되어 있습니다. 풀어주면 종합적인 효과를 볼 수 있습니다.
양쪽 갈비뼈 아래 안쪽으로 손가락을 넣고 번갈아 풀어줍니다.
사람에 따라서 아픈 강도가 다르므로 무리하지 않는 선에서 조절합니다.

손가락이 안 들어갈 정도로 딱딱했는데, 점차 풀리면서 호흡이 편해졌어요.

잠자기 전과 텔레비전을 볼 때 항상 하고 있습니다!

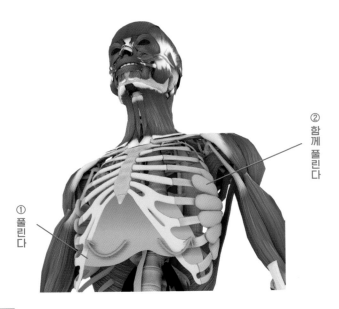

② 함께 풀린다

① 풀린다

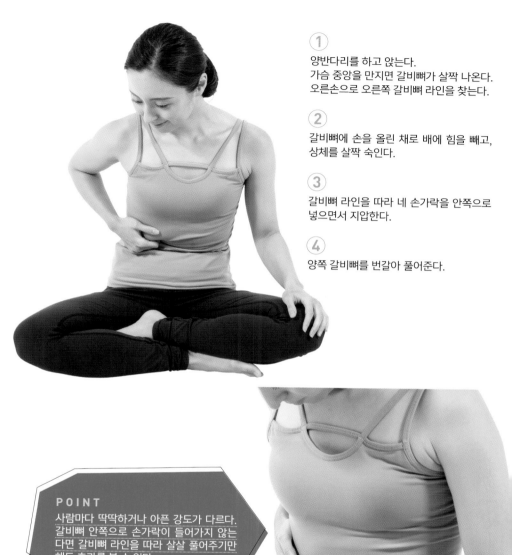

①
양반다리를 하고 앉는다.
가슴 중앙을 만지면 갈비뼈가 살짝 나온다.
오른손으로 오른쪽 갈비뼈 라인을 찾는다.

②
갈비뼈에 손을 올린 채로 배에 힘을 빼고,
상체를 살짝 숙인다.

③
갈비뼈 라인을 따라 네 손가락을 안쪽으로
넣으면서 지압한다.

④
양쪽 갈비뼈를 번갈아 풀어준다.

POINT
사람마다 딱딱하거나 아픈 강도가 다르다.
갈비뼈 안쪽으로 손가락이 들어가지 않는
다면 갈비뼈 라인을 따라 살살 풀어주기만
해도 효과를 볼 수 있다.

04 고관절·엉덩이 크로스포인트

상체를 숙이면 허리가 아픈 사람들은 대부분 고관절을 사용하지 못하는 경우가 많습니다.
고관절 주변에는 큰 근육이 있고, 움직임의 폭도 넓기 때문에 고관절을 제대로 사용하면 허리 통증이 크게 줄어듭니다.
먼저 고관절을 잡아줍니다. 그리고 고관절부터 접는다는 느낌으로 굽히는 동작으로 연결하는 연습을 해 봅시다.

골반을 세우는 감각도 배울 수 있어서 너무 좋습니다!

물건을 들다가 허리를 다쳐서 고생했는데, 스트레칭 후 많이 좋아졌습니다.

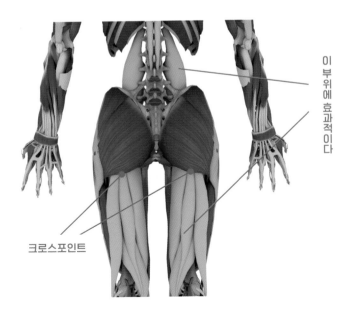

이 부위에 효과적이다

크로스포인트

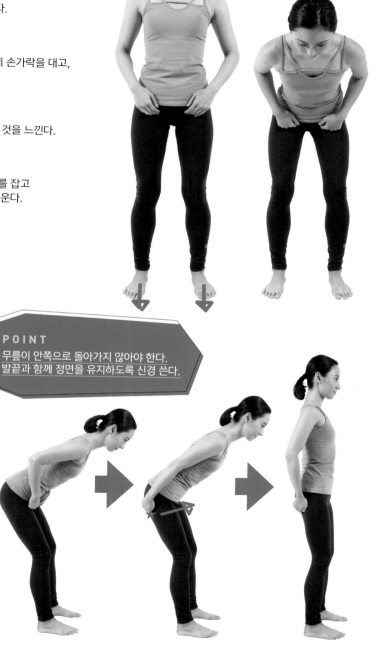

1

어깨너비로 다리를 벌리고
양발은 정면을 향한다.
힘을 가볍게 빼고 선다.

2

고관절 중앙에 양쪽 네 손가락을 대고,
엉덩이를 뒤로 뺀다.

3

허벅지 뒤쪽이 당기는 것을 느낀다.

4

양손으로 엉덩이 아래를 잡고
천천히 상체를 다시 세운다.

5

10회 반복한다.

POINT
무릎이 안쪽으로 돌아가지 않아야 한다.
발끝과 함께 정면을 유지하도록 신경 쓴다.

05 명치·등 크로스포인트

허리 주변이 굳어 있으면 허리를 다치기 쉽습니다.

스트레칭이나 마사지는 효과적이지만, 어떻게 움직이는지가 매우 중요합니다.
척추 라인 중 명치와 같은 높이에 위치한 부위에는 허리를 안정시키는 내근육 일부가 모여 있습니다.

이 부위를 마사지해 주고 움직여 주는 것이 좋습니다. 물고기처럼 유연하게 움직여 봅시다.

효과가 좋다 보니, 어느새 습관으로 자리 잡게 되었습니다!

예전에 허리를 다쳤는데, 천천히 반복하다 보니 통증이 완화되었습니다.

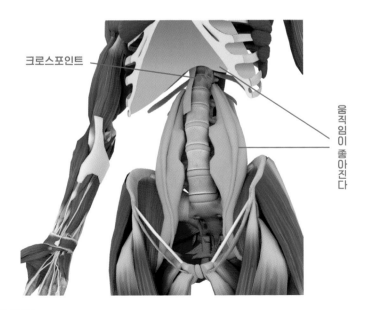

크로스포인트

움직임이 좋아진다

① 양반다리를 하고 앉는다.
배꼽에서 손가락 4개를
가로로 붙인 높이(명치) 위에
오른손을 대고,
왼손은 같은 높이의 등에 댄다.

② 양쪽 고관절 정중앙에
명치를 댄다는 느낌으로
등을 둥글게 구부렸다가
일으키는 동작을
반복한다.

③ 오른쪽 고관절 위로
명치를 이동시킨다는
느낌으로
상체를 오른쪽으로 내린다.
정면으로 돌아오고
왼쪽으로 내린다.

POINT
몸을 급하게 일으키면
척추에 무리가 간다.

④ 오른쪽 고관절 위에
명치가 놓이도록
상체를 오른쪽으로 비튼다.
정면으로 돌아오고
왼쪽으로 비튼다.

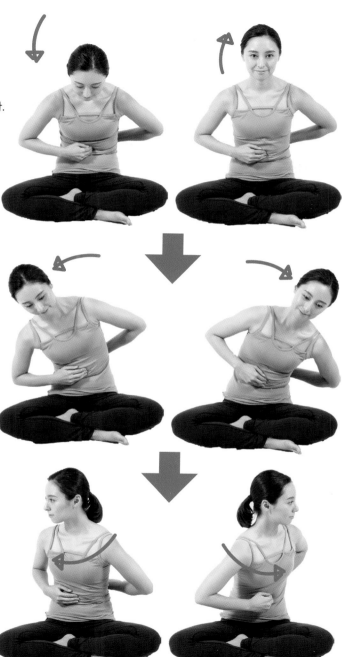

06 허벅지 뒤쪽 스트레칭

요통을 개선하고, 굳은 고관절을 풀고 싶다면 허벅지 스트레칭을 추천합니다. 핵심은 치골 옆 고관절에 손을 올리고 스트레칭을 하는 것입니다.
그럼 고관절이 움직이고 허벅지 뒤쪽을 쭉 펼 수 있습니다. 게다가 연결된 허리도 함께 유연해집니다.
10초 유지부터 도전해 봅시다!

서서 일하다 보니 등과 허리가 매우 아팠는데, 통증이 완화되었습니다.

고관절이 시큰거릴 때마다 바로 했더니 통증으로 악화하지 않았습니다!

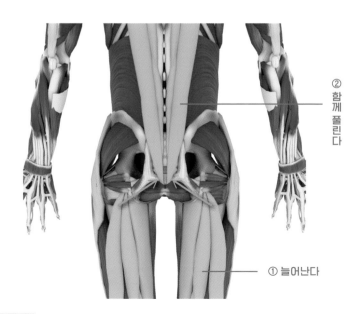

② 함께 풀린다

① 늘어난다

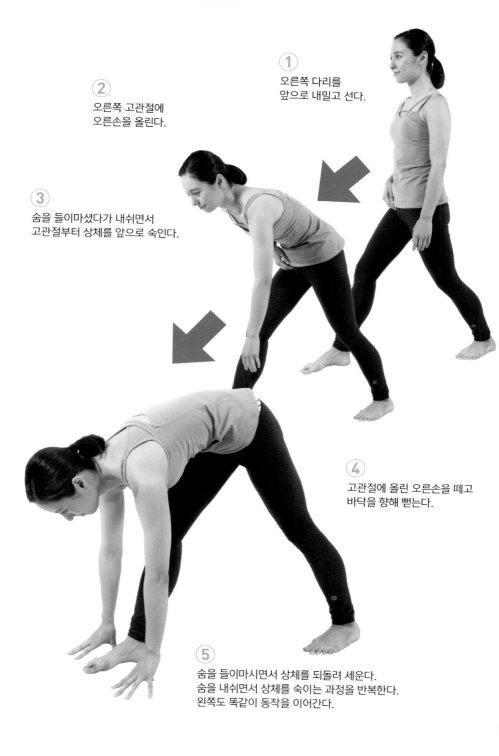

① 오른쪽 다리를
앞으로 내밀고 선다.

② 오른쪽 고관절에
오른손을 올린다.

③ 숨을 들이마셨다가 내쉬면서
고관절부터 상체를 앞으로 숙인다.

④ 고관절에 올린 오른손을 떼고
바닥을 향해 뻗는다.

⑤ 숨을 들이마시면서 상체를 되돌려 세운다.
숨을 내쉬면서 상체를 숙이는 과정을 반복한다.
왼쪽도 똑같이 동작을 이어간다.

07 의자로 엉덩이 스트레칭

허리나 무릎 통증으로 고생하고 있으신가요?
그렇다면 엉덩이 스트레칭을 추천합니다.
엉덩이 근육은 허리와 무릎에 모두 연결되어 있습니다.
따라서 장시간 앉아 있거나 서 있다 보면 엉덩이 근육에 부담이 가고, 허리와 무릎에도 영향을 미쳐 통증을 일으킬 수 있습니다.
아침 기상 후, 혹은 잠자리에 들기 전에 꾸준히 스트레칭해 줍시다.

처음에는 아프지만, 스트레칭 후에 몸이 쫙 펴지는 느낌이 들고 시원해요.

엉덩이부터 허벅지까지 혈액 순환이 잘 되기 시작했습니다.

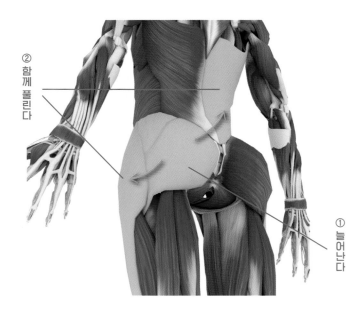

② 함께 풀린다

① 늘어난다

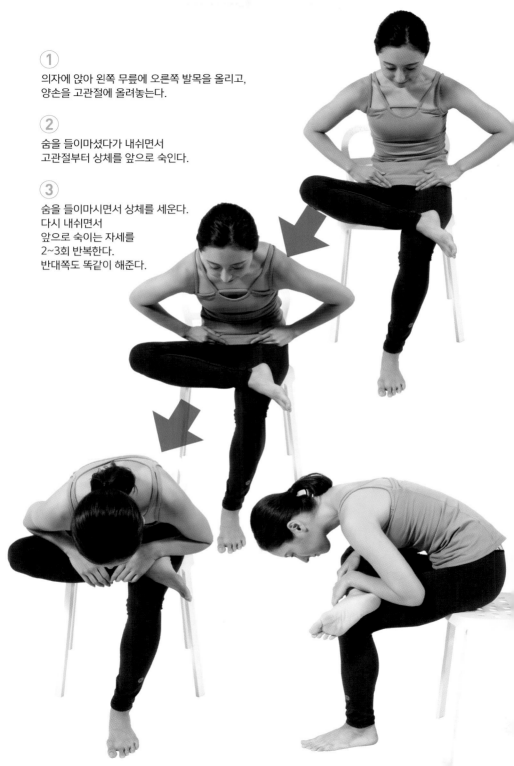

① 의자에 앉아 왼쪽 무릎에 오른쪽 발목을 올리고,
양손을 고관절에 올려놓는다.

② 숨을 들이마셨다가 내쉬면서
고관절부터 상체를 앞으로 숙인다.

③ 숨을 들이마시면서 상체를 세운다.
다시 내쉬면서
앞으로 숙이는 자세를
2~3회 반복한다.
반대쪽도 똑같이 해준다.

08 누워서 엉덩이 스트레칭

요통이 있으면 특히 아침에 일어날 때 가장 통증이 심합니다.
매일 기상 후 자리에 누운 채로 엉덩이 스트레칭을 해주면 좋습니다.
엉덩이 근육은 허리에 연결되어 있기 때문에 뭉친 부분을 풀어주면 허리 통증이
완화됩니다.
큰 근육이기 때문에 스트레칭하면 혈류가 좋아지고 아침에 상쾌하게 일어날 수
있습니다. 시험 삼아 내일 아침에 꼭 해보시길 바랍니다!

항상 달고 살았던 엉덩이 냉증이 해소되었습니다!

꾸준히 하다 보니, 놀랄 만큼 다리에 혈액 순환이 잘 되고 따끈해졌습니다.

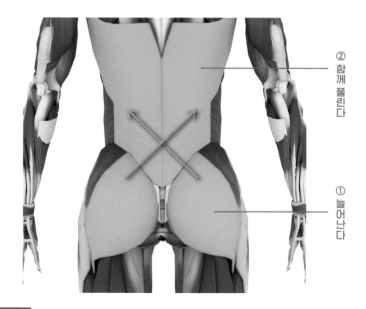

② 함께 풀린다

① 늘어난다

① 똑바로 누운 자세에서
오른쪽 고관절 위에 오른손을 올린다.

② 왼쪽 다리를 90도로 세우고,
오른쪽 발목을 왼쪽 허벅지에 올린다.(숫자 4 형태)

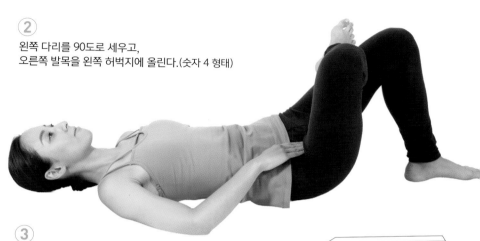

③ 양다리 사이로 오른손을 넣고,
왼쪽 무릎 위에서 양손을 맞잡는다.

POINT
가능하면 무릎 위에서
양손을 맞잡는 것이 좋지만,
힘들면 무릎 아래 허벅지에서
맞잡는다.

④ 숨을 들이마셨다가 내쉬면서
가슴 쪽으로 왼쪽 무릎을 끌어당긴다.

⑤ 자세를 유지하면서
천천히 심호흡을 2~3회 반복한다.
반대쪽도 똑같이 해준다.

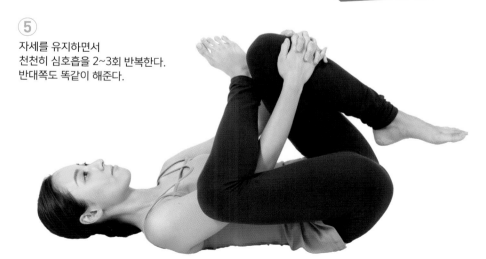

09 양옆으로 벌리기

'요통이 있다, O자나 X자로 다리가 휘었다, 고관절이 굳었다'
이런 분들의 공통점은 허벅지가 뻣뻣하게 굳어 있는 경향이 있습니다.
고관절을 통해 허리와 연결된 허벅지 안쪽 근육이 굳으면 요통을 유발합니다.
또한, 두 다리를 붙이는 힘이 강해지기 때문에 다리가 O자나 X자형으로 휠 가능성도 있습니다.
다리를 교정하고, 통증을 완화하기 위해서 꼭 실천해 보시길 바랍니다.

X자형 다리 교정 정보가 적어서 어려움을 겪고 있었는데 매우 기쁩니다!

유독 왼쪽 허리가 아프고 잘 낫지 않았는데 시험 삼아 해봐야겠습니다.

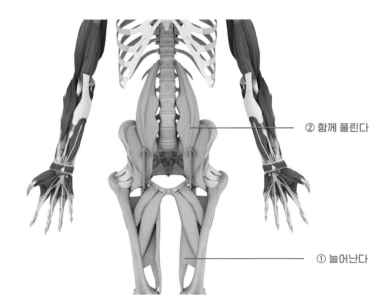

② 함께 풀린다

① 늘어난다

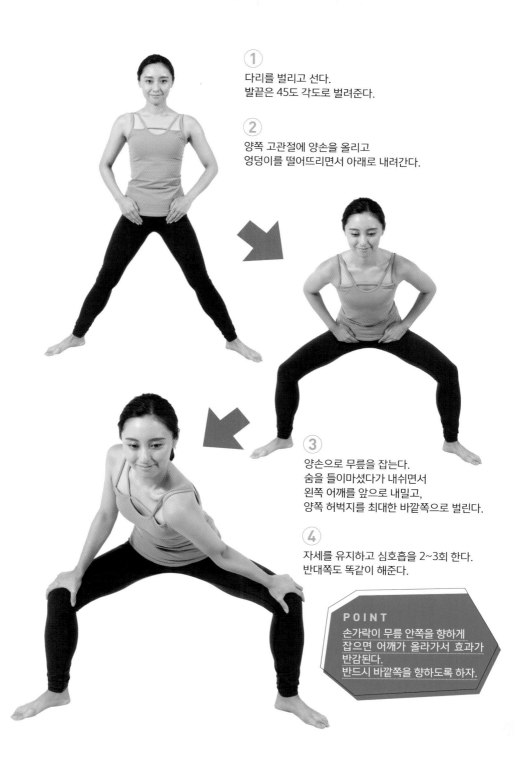

① 다리를 벌리고 선다.
발끝은 45도 각도로 벌려준다.

② 양쪽 고관절에 양손을 올리고
엉덩이를 떨어뜨리면서 아래로 내려간다.

③ 양손으로 무릎을 잡는다.
숨을 들이마셨다가 내쉬면서
왼쪽 어깨를 앞으로 내밀고,
양쪽 허벅지를 최대한 바깥쪽으로 벌린다.

④ 자세를 유지하고 심호흡을 2~3회 한다.
반대쪽도 똑같이 해준다.

POINT
손가락이 무릎 안쪽을 향하게
잡으면 어깨가 올라가서 효과가
반감된다.
반드시 바깥쪽을 향하도록 하자.

10 앞뒤로 벌리기

허리와 무릎 통증의 원인 중 하나는 고관절이 굳었기 때문입니다.
고관절 앞쪽에는 허리와 무릎으로 연결되는 근육이 있습니다. 따라서 이 부위가 굳으면 허리와 무릎 통증을 유발합니다.
고관절 스트레칭을 꾸준히 해 주면 허리와 무릎 통증을 예방하고 증상을 완화할 수 있습니다.
벽을 짚으면 자세가 안정되므로 동작을 더 유연하게 할 수 있습니다.

고관절을 풀어주니 몸이 가볍게 느껴집니다.

책상에 오래 앉아 있으니 허리와 엉덩이가 아팠는데, 많이 좋아졌어요!

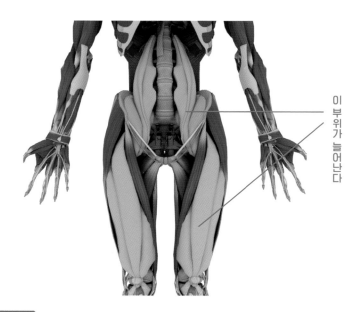

이 부위가 늘어난다

① 오른쪽 무릎을 바닥에 대고,
왼쪽 다리를 90도로 세운다.
균형 잡기 힘들면 왼손으로 벽을 짚는다.

② 가슴을 너무 펴거나 몸이 앞으로 기울지 않도록
명치 부위를 약간 굽힌다.

③ 엉덩이 아래쪽 크로스포인트(p66 참고)에
오른손을 댄다.

④ 숨을 들이마셨다가 내쉬면서
엉덩이 크로스포인트를
손으로 미는 느낌으로
상체를 앞으로 밀어낸다.

⑤ 시원한 느낌이 드는 정도에서
심호흡을 2~3회 반복한다.
반대쪽도 똑같이 해준다.

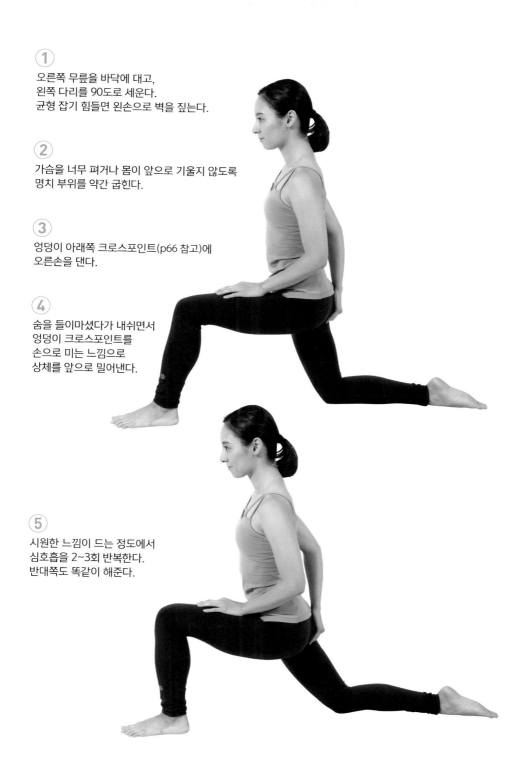

불룩 나온 배, 원인은 복근이 굳었기 때문이다!

불룩 나온 아랫배. 몸에서 가장 신경 쓰이는 부분이지요. 이렇게 배가 불룩 나오는 원인은 2가지입니다.

첫째, 지방이 쌓였기 때문입니다.
물론 가장 큰 원인으로 과식을 꼽을 수 있지만, 우리가 습관적으로 취하는 잘못된 자세 때문입니다. 내장과 근육이 굳으면, 지방 연소 효율이 낮아집니다. 그 결과 배에 피하 지방과 내장 지방이 쌓이게 됩니다.

둘째, 내장 하수 때문입니다.
내장 하수는 잘못된 자세와 동작 때문에 장기들이 아래로 쏠리는 현상입니다. 그 결과 장을 압박하고, 장 기능이 저하하면서 가스와 변이 쌓이게 됩니다. 이는 배를 더 불룩하게 만드는 악순환으로 이어집니다.

배가 불룩 나오는 근본 원인은 나쁜 자세입니다.
명치 풀기, 갈비뼈 안쪽 풀기, 명치 크로스포인트 이완하기를 통해 갈비뼈 안쪽 공간을 넓히면 장기가 제자리를 찾게 됩니다.
그럼 근육과 장기들이 본래의 기능을 되찾게 되고 대사 활동도 활발해집니다!

10초 만에 어깨 결림이 사라진다!
어깨·목·머리 스트레칭

⠇ 어깨 결림을 해결하려면 '겨드랑이'를 풀어라

◈ 12만 명이 극찬한 겨드랑이 자극의 위력!

어깨가 결리면 대부분은 아픈 부위를 직접 주무릅니다. 하지만 그 때뿐이고 결림의 근본적인 문제는 해결되지 않습니다.

어깨가 굳으면 혈류가 나빠지고, 그 영향으로 어깨를 올리기 어려운 상태에 이르면서 결림 증상이 나타납니다. 간단히 말하면 어깨가 움츠러들었다고 할 수 있습니다.

어깨 결림을 유발하는 부위는 따로 있습니다.

목 아래에서 어깨와 견갑골 방향으로 뻗어있는
'승모근'이 굳거나 위축되면 어깨 전체가 굳어 버립니다.

그럼 어깨 결림뿐만 아니라, 다음과 같은 증상을 동반합니다.

- 두통에 시달린다
- 현기증이 일어난다
- 오한이 난다
- 호흡이 얕아진다
- 짜증이 나고, 감정과 기력이 불안정해진다
- 잠이 잘 오지 않는다

승모근은 어깨를 올리는 근육입니다. 승모근과 연결되어 겨드랑이 아래로 뻗어있는 근육을 '전거근'이라고 합니다.

전거근은 갈비뼈를 따라 비스듬히 아래로 향해 있으며 어깨를 내리는 기능을 합니다.

전거근 기능이 저하되면

승모근이 비정상적으로 강화되어 어깨가 굳고 결리게 됩니다.

전거근 기능을 되살리지 않고 아픈 부위를 주무르기만 해서는 경직된 근육을 풀지 못하고, 굳어진 상태가 지속합니다. 반면에,

겨드랑이 아래를 자극하면

전거근을 활성화하고 어깨 결림을 해소할 수 있습니다.

제가 트위터에 게시한 '겨드랑이를 자극하면 어깨를 돌릴 수 있다'는 주제의 동영상이 큰 호응을 얻으면서 화제가 되었고, 대략 12만 명의 구독자로부터 '좋아요!'를 받았습니다.

어깨 결림으로 고통받는 사람들이 그만큼 많았다고 생각합니다.

◈ 기지개를 켠다고 굽은 등이 펴지지 않는다!

어깨 결림뿐만 아니라 굽은 등 때문에 고민하는 분들도 많을 것입니다. 업무나 학업에 집중하다가 문득 자세를 의식하게 되면 자기도 모르게 등이 굽었다는 사실을 깨닫게 됩니다. 그럼 자연스럽게 기지개를 켜서 자세를 교정하려고 하지요.

견갑골을 뒤로 당기고 가슴을 펴면 굽은 등을 교정할 수 있다고 생각하지만, 유감스럽게도 그렇지 않습니다. 여기에는 숨은 오해가 있습니다.

견갑골과 맞댄 근육은 승모근처럼 어깨를 올리는 기능을 합니다. 올린 어깨가 신체의 전방을 향하기 때문에 등뼈가 둥글게 되고 그 상태가 지속하면 굽은 등으로 굳어집니다. 이런 원리로 견갑골을 펴는 동작은 등을 더 굽게 만드는 결과를 초래합니다.

굽은 등의 원인은 도대체 무엇일까요?

가슴과 쇄골 주변 근육과 복부 근육이 굳고 위축되었기 때문입니다. 해당 근육들을 풀어주면 굽어 있던 등이 자연스럽게 펴집니다.

또한, 견갑골을 당기는 것이 아니라 가슴과 갈비뼈를 넓히는 스트레칭이 효과적입니다.

◈ 어깨부터 올라오는 두통도 함께 없애자!

두통의 근본적인 원인은 머리가 아닌 다른 부위에 있을 수도 있습니다. 두통의 증상은 다양하지만, 환자의 약 30%를 차지하는 것이 만성 두통입니다.

만성 두통은 '편두통', '긴장성 두통', '군발성 두통' 세 가지로 나눌 수 있습니다. 일상에서 흔히 겪는 증상은 '긴장성 두통'입니다. 긴장성 두통은 스트레스, 피로, 수면 부족 외에 같은 자세를 오래 유지해도 유발될 수 있습니다.

장시간 같은 자세로 있으면 혈액 순환이 나빠지고 등과 목, 어깨, 머리 근육이 긴장하게 됩니다. 결국 머리에 띠를 두르고 꽉 조이는 듯한 두통이 발생합니다.

책상 앞에서 장시간 등이 굽은 자세로 앉아 있으면, 배와 등 근육에 힘이 들어가 굳습니다. 그러면 가슴, 어깨, 목 근육을 거쳐 머리 측면에 있는 근육이 긴장하게 됩니다. 그 결과, 머리가 꽉 조이는 상태가 되는 것입니다.

긴장된 근육을 이완하려면 어깨 결림을 해소하는 것과 같은 방식으로, 겨드랑이와 가슴 근육, 머리와 목 아래 그리고 정수리를 풀어 긴장의 연쇄 상태를 끊는 것이 중요합니다.

이 장에서 배울 어깨·목·머리 스트레칭으로 긴장을 풀어 봅시다.

01 쇄골 풀기

어깨나 견갑골이 불편하고 아픈 사람은 쇄골이 잘 움직이지 않습니다.
쇄골 아래 근육을 제대로 풀어주세요.
쇄골의 움직임을 개선하면 쇄골과 연결된 어깨와 견갑골의 움직임도 함께 좋아
집니다.
평소 무관심한 부위다 보니 관리에 소홀하기 쉽습니다.
어깨 주변에 결림이 있는 사람은 정성스럽게 풀어주는 것이 좋습니다.

욕조에 몸을 담그고 견갑골을 풀어주면 너무 좋아요!

할아버지께서 어깨 통증으로 팔을 올리기 힘들어하시는데, 권해야겠어요.

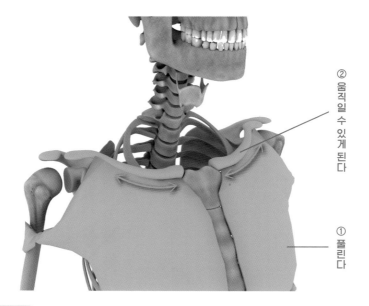

② 움직일 수 있게 된다

① 풀린다

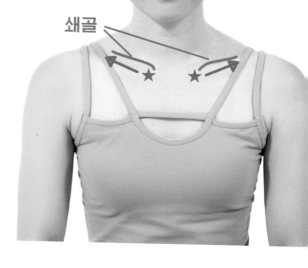

쇄골

① 왼쪽 쇄골 아래(가슴 중앙 쪽)에
오른손을 올린다.

② 어깨를 향해 올라가면서
둥글게 풀어준다.

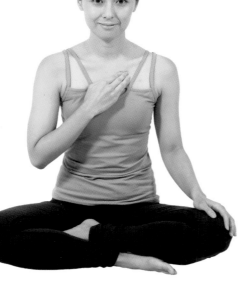

③ 쇄골 주변도 함께 풀어준다.

④ 오른쪽 쇄골도 똑같이 풀어준다.

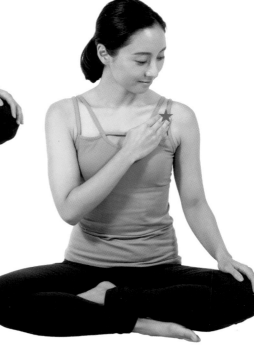

POINT
어깨 안쪽에 삼각형 모양으로
움푹 들어간 부위가 있다.
굳기 쉬운 곳이므로 세심하게
풀어주자.

가슴 중앙 풀기

굽은 등, 말린 어깨, 목·어깨 결림으로 고생하고 있다면, 가슴 중앙 부위를 풀어주면 좋습니다.

가슴, 어깨, 목과 연결되는 근육막이 있기 때문에 가슴 중앙을 풀어주면 해당 부위 근육들을 한꺼번에 이완할 수 있습니다.

사람에 따라 특히 아픈 부위일 수 있으니, 무리하지 않는 범위 내에서 부드럽게 풀어주는 것이 효과적입니다.

목, 어깨, 얼굴까지 따뜻해졌어요! 두통도 좀 누그러지네요.

요즘 매일 숨 쉴 때마다 답답했는데 풀어주니 개운해졌어요.

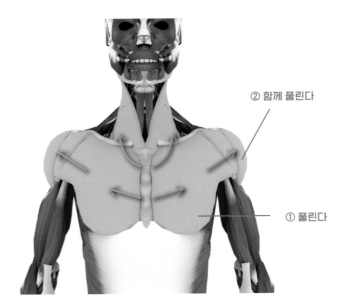

② 함께 풀린다

① 풀린다

① 가슴 중앙에 양손을 올린다.
엄지를 제외한 네 손가락으로
동글동글 원을 그리면서
위아래로 이동한다.

② 상하좌우로 방향을 이동하면서
주변 부위도 함께 풀어준다.

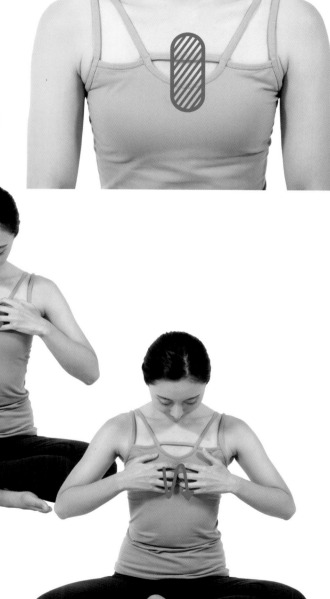

03 어깨 풀기

현대인들은 스마트폰을 장시간 사용하고 있습니다.
그러다 보니 팔 관절이 굳고, 어깨와 팔에 통증이 생깁니다.
스마트폰 사용을 줄이긴 어려우시죠? 그렇다면 어깨를 잘 풀어줍시다.
팔을 옆으로 들면 움푹 들어간 부위가 드러납니다. 그 곳을 눌러서 풀어주세요.
어깨와 팔이 모두 편해지고 호흡도 원활해질 것입니다.

어깨 자체를 주무르는 것보다 효과가 빠르고 좋습니다.

움푹 들어간 부분을 풀어주면 어깨와 팔이 개운해지고 기분도 좋아집니다!

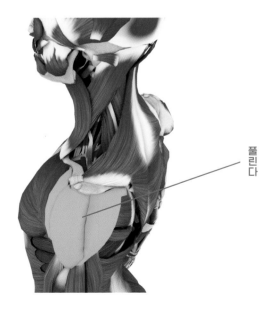

풀린다

①

왼팔을 옆으로 올리면 어깨 관절 사이 움푹 들어간 부분이 드러난다.
오른손으로 그 부위를 찾은 후 팔을 내린다.

②

살살 누르면서 풀어준다.

③

주변 부위도 함께 풀어주고, 특히 아픈 곳은 더 세심하게 풀어주자.
왼쪽도 똑같이 풀어준다.

여기를 누른다

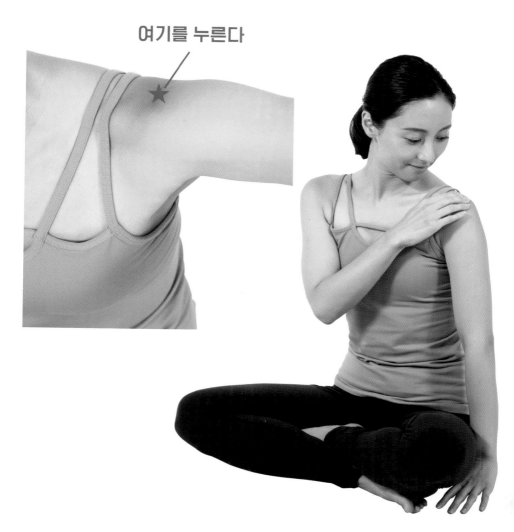

04 겨드랑이 바깥쪽 풀기

'체력이 약하고, 호흡이 짧으며 금방 피곤해진다'
이런 사람들은 대부분 겨드랑이가 딱딱하게 뭉쳐있습니다.
겨드랑이 근육은 어깨를 움츠리거나 올리고, 등을 둥글게 마는 근육과 연결되어
있습니다. 따라서 겨드랑이가 굳으면 등이 굽으면서 심장과 폐를 압박해 호흡이
힘들어집니다.
운동 전, 잠자기 전에 겨드랑이를 풀어 호흡을 원활하게 해 줍시다!

아침에 일어나서 풀어주었더니 하루가 피곤하지 않고 개운했습니다!

파스를 붙여왔는데 이젠 겨드랑이를 풀어서 해결해야겠네요!

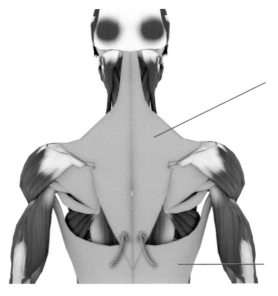

② 함께 풀린다

① 풀린다

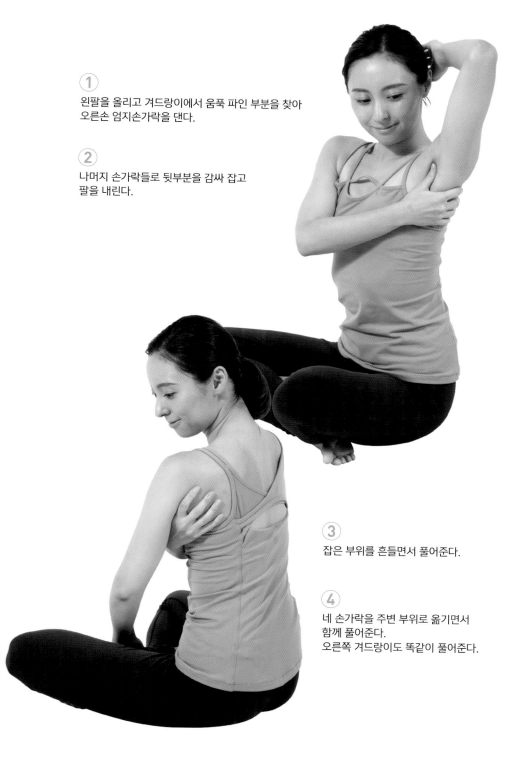

① 왼팔을 올리고 겨드랑이에서 움푹 파인 부분을 찾아 오른손 엄지손가락을 댄다.

② 나머지 손가락들로 뒷부분을 감싸 잡고 팔을 내린다.

③ 잡은 부위를 흔들면서 풀어준다.

④ 네 손가락을 주변 부위로 옮기면서 함께 풀어준다. 오른쪽 겨드랑이도 똑같이 풀어준다.

05 목 위쪽 풀기

학업, 업무, 집안일, 육아 등을 장시간 지속하다 보면 목과 어깨가 뻐근해지고 두통으로 이어지기도 합니다.
그럴 때는 목 아래 부위를 풀어주면 개운해집니다.
목뿐만 아니라 머리와 견갑골 사이 근육과도 연결되어 있어서 한꺼번에 풀어줄 수 있습니다.
언제 어디서든 간편하게 할 수 있는 동작이므로 틈틈이 해 보세요.

머리를 감으면서 매일 하고 있습니다.

목, 어깨, 머리까지 정말 한 번에 풀려서 편안해졌습니다.

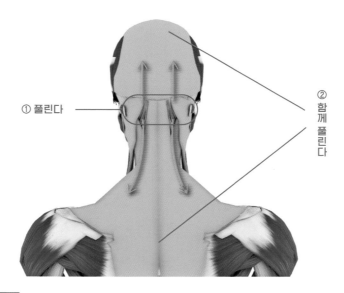

① 풀린다

② 함께 풀린다

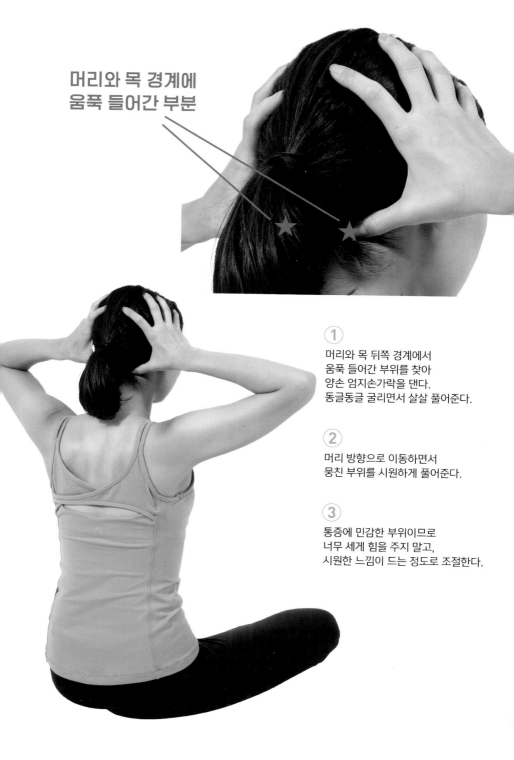

머리와 목 경계에
움푹 들어간 부분

① 머리와 목 뒤쪽 경계에서
움푹 들어간 부위를 찾아
양손 엄지손가락을 댄다.
동글동글 굴리면서 살살 풀어준다.

② 머리 방향으로 이동하면서
뭉친 부위를 시원하게 풀어준다.

③ 통증에 민감한 부위이므로
너무 세게 힘을 주지 말고,
시원한 느낌이 드는 정도로 조절한다.

06 눈 풀기

 '눈이 피곤하고 따끔따끔하다가 결국 두통까지 이어진다'
이런 증상을 호소하는 사람들이 늘어나고 있습니다.
이 때 추천하는 경혈이 있습니다.
눈 근육은 머리 근육과도 연결되므로 풀어주면 눈 피로뿐만 아니라 두통도 개선
됩니다.
눈썹 안쪽 바로 아래 깊은 홈을 눌러주기만 해도 매우 개운해집니다.

업무를 시작하기 전에 눈 근육부터 풀어줘야겠습니다.

힘을 조절하면서 눌러주니까 시야도 밝아지는 것 같아요.

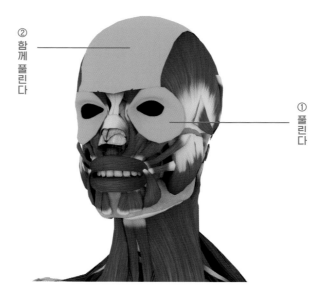

②
함께
풀
린
다

①
풀
린
다

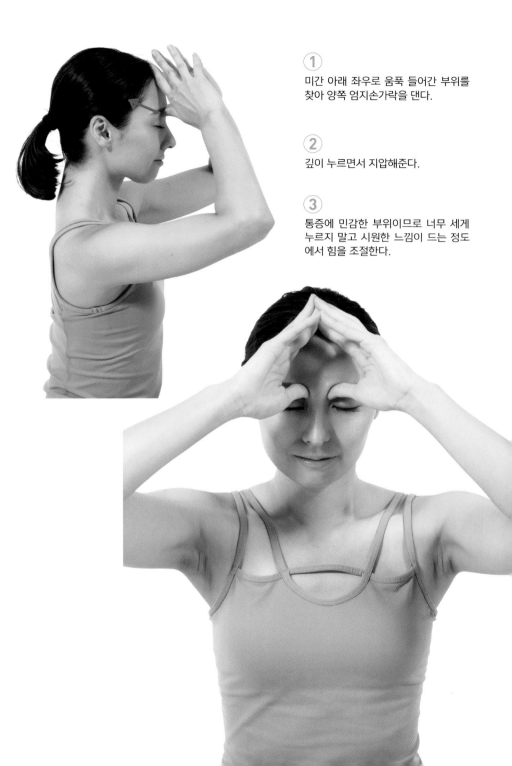

① 미간 아래 좌우로 움푹 들어간 부위를 찾아 양쪽 엄지손가락을 댄다.

② 깊이 누르면서 지압해준다.

③ 통증에 민감한 부위이므로 너무 세게 누르지 말고 시원한 느낌이 드는 정도에서 힘을 조절한다.

07 머리 크로스포인트

'두통, 두뇌 피로, 목·어깨 결림'으로 고생하고 있으신가요?
증상을 개선하고 싶다면 머리 근육을 풀어주세요.
머리 근육은 목·어깨와도 연결됩니다. 정수리 부위를 풀어주면 머리, 어깨, 목까지 개운해집니다!
자기 전에 눌러주면 하루 동안 쌓인 피로를 풀 수 있으니 오늘 밤부터 바로 실천해 보세요.

두통과 어깨 결림이 풀리고 개운해졌습니다. 정말 좋아요!

몸 상태가 나빴는데, 머리 근육을 풀어주고 나니 컨디션이 좋아졌습니다.

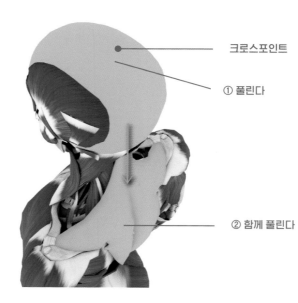

크로스포인트

① 풀린다

② 함께 풀린다

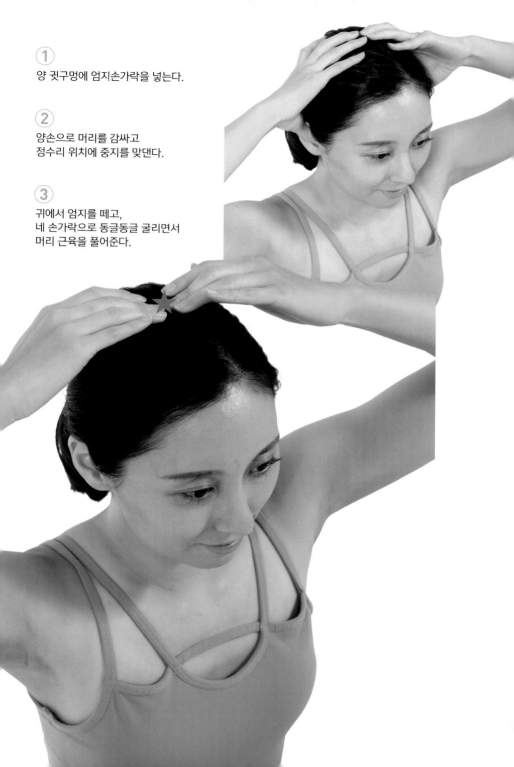

① 양 귓구멍에 엄지손가락을 넣는다.

② 양손으로 머리를 감싸고
정수리 위치에 중지를 맞댄다.

③ 귀에서 엄지를 떼고,
네 손가락으로 동글동글 굴리면서
머리 근육을 풀어준다.

08 겨드랑이 크로스포인트

어깨 결림이나 오십견으로 고통을 겪고 있는 사람들은 대부분 어깨가 올라가 있습니다.

어깨를 내려주는 겨드랑이 근육을 사용하지 못해서 어깨가 아픈 것입니다.

겨드랑이에 손을 대고 팔을 돌리는 동작을 반복해 봅시다.

이 동작만으로도 겨드랑이 근육에 자극을 줄 수 있습니다.

일상생활이나 업무 틈틈이 해 보면, 효과를 바로 느낄 수 있을 것입니다.

거울을 보면서 매일 해보니 정말 어깨가 내려갔어요. 대단하네요!

정신적인 긴장감까지 해소되는 것 같아요.

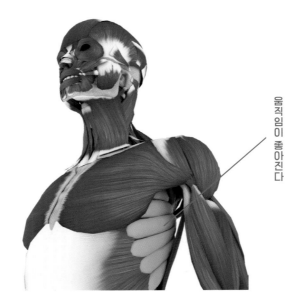

움직임이 좋아진다

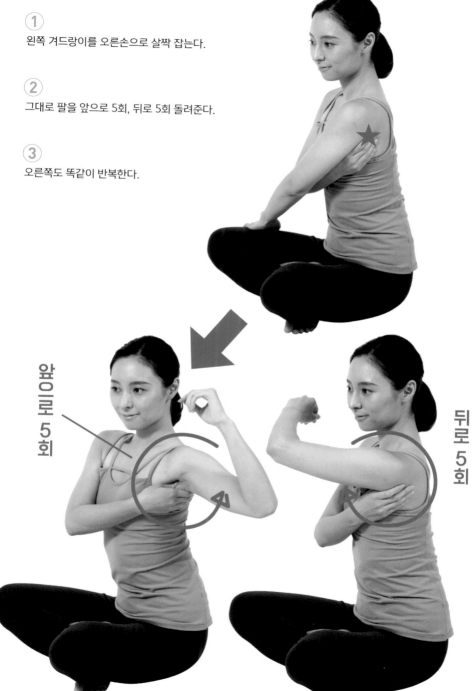

① 왼쪽 겨드랑이를 오른손으로 살짝 잡는다.

② 그대로 팔을 앞으로 5회, 뒤로 5회 돌려준다.

③ 오른쪽도 똑같이 반복한다.

앞으로 5회

뒤로 5회

09 목 크로스포인트

목·어깨 결림과 통증, 움직일 때마다 느껴지는 불편함을 단번에 해소하고 싶으신 가요?

그렇다면 어깨를 으쓱했을 때 생기는 움푹한 부위를 풀어주세요.

이 부위는 목과 어깨 근육이 만나는 지점입니다. 손으로 지압하면서 목을 움직여 주면 목과 어깨가 모두 시원해집니다.

전후좌우로 머리를 돌리는 동작을 각 3~5회 반복해 봅시다!

목을 뒤로 젖히면 견갑골 사이가 아팠는데 이제 편안해졌습니다.

오십견 때문에 움직이지 못했는데, 이제 자유로워졌어요. 정말 놀랍네요!

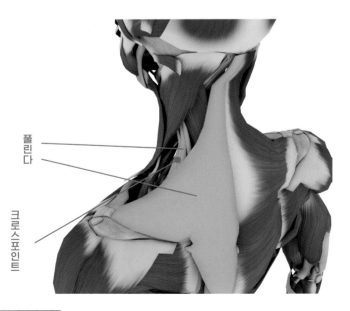

풀린다

크로스포인트

① 어깨를 으쓱하면 목 아래 양쪽으로
움푹 들어간 부분이 생긴다.
양팔을 교차하여 그 부위에 엄지를 제외한
네 손가락을 올리고 위쪽으로 지압한다.

② 손은 그대로 둔 채 어깨를 내린다.

③ 머리를 앞으로
숙였다 올린다.
2~3회 반복한다.

④ 머리를 좌우로 내린다.
2~3회 반복한다.

2~3회

⑤ 머리를 돌린다.

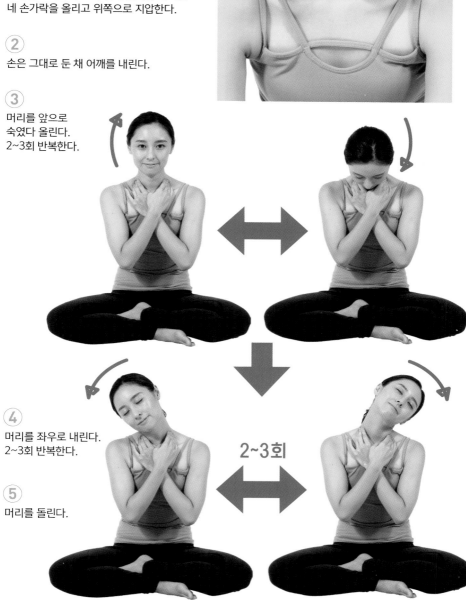

10 굽은 척추 스트레칭

걷기, 달리기는 자세가 중요합니다. 그 핵심은 척추에 있습니다.

걷거나 달릴 때는 중심이 앞으로 이동하기 때문에, 척추를 뒤로 젖히고 가슴을 펴는 자세를 취하게 됩니다.

하지만 척추가 굳으면 뒤로 젖힐 수 없어서 순조롭게 앞으로 나아가기 힘듭니다. 겨드랑이 아래를 문지르고, 만세 자세로 심호흡을 하면서 척추의 유연성을 높여 보세요!

요통이 있었는데, 엄청 가뿐해졌습니다. 계속하고 싶어요!

척추를 뒤로 젖혔더니 탄력이 생기고 단번에 호흡이 깊어졌습니다.

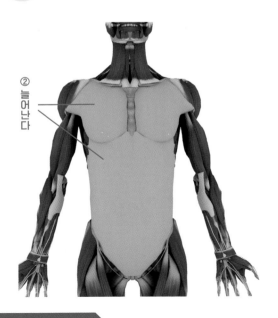

② 늘어난다

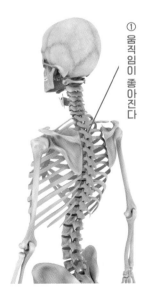

① 움직임이 좋아진다

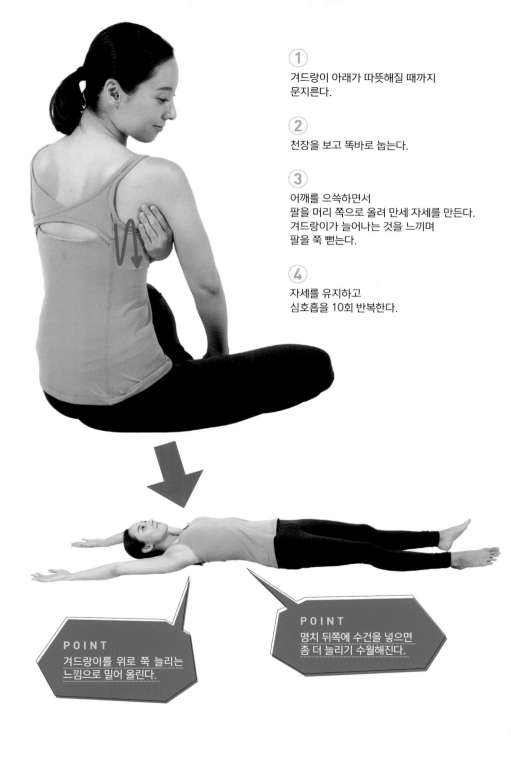

①
겨드랑이 아래가 따뜻해질 때까지
문지른다.

②
천장을 보고 똑바로 눕는다.

③
어깨를 으쓱하면서
팔을 머리 쪽으로 올려 만세 자세를 만든다.
겨드랑이가 늘어나는 것을 느끼며
팔을 쭉 뻗는다.

④
자세를 유지하고
심호흡을 10회 반복한다.

POINT
겨드랑이를 위로 쭉 늘리는
느낌으로 밀어 올린다.

POINT
명치 뒤쪽에 수건을 넣으면
좀 더 늘리기 수월해진다.

11 가로 비틀기 스트레칭

가로 비틀기는 굽은 등, 말린 어깨, 어깨 결림, 굽은 허리, 요통 등의 증상을 한 번에 해결할 수 있는 스트레칭입니다.

가슴을 펴는 동작을 취할 때 굽은 등과 어깨 결림이 해소됩니다.

허리와 연결된 옆구리도 늘어나므로 허리 디스크와 요통도 개선됩니다.

가슴을 활짝 펴고 갈비뼈를 부풀린다는 느낌으로 심호흡을 반복하세요.

가슴과 옆구리의 긴장이 풀려서 힘들이지 않고 편하게 할 수 있습니다!

스트레칭하기 전과 후가 정말 다릅니다!

팔이 바닥에서 많이 뜹니다. 굳어 있다는 증거겠죠.

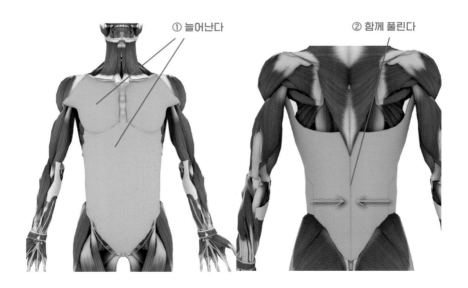

① 늘어난다　　　　② 함께 풀린다

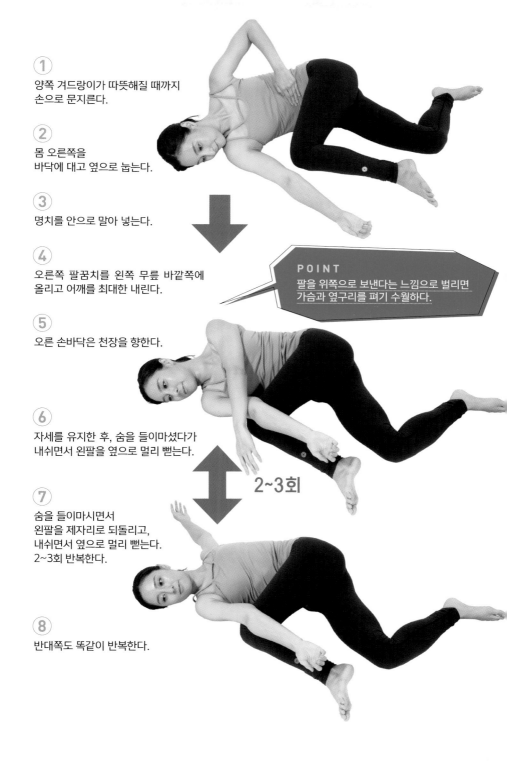

① 양쪽 겨드랑이가 따뜻해질 때까지
손으로 문지른다.

② 몸 오른쪽을
바닥에 대고 옆으로 눕는다.

③ 명치를 안으로 말아 넣는다.

④ 오른쪽 팔꿈치를 왼쪽 무릎 바깥쪽에
올리고 어깨를 최대한 내린다.

POINT
팔을 위쪽으로 보낸다는 느낌으로 벌리면
가슴과 옆구리를 펴기 수월하다.

⑤ 오른 손바닥은 천장을 향한다.

⑥ 자세를 유지한 후, 숨을 들이마셨다가
내쉬면서 왼팔을 옆으로 멀리 뻗는다.

2~3회

⑦ 숨을 들이마시면서
왼팔을 제자리로 되돌리고,
내쉬면서 옆으로 멀리 뻗는다.
2~3회 반복한다.

⑧ 반대쪽도 똑같이 반복한다.

12 가슴 스트레칭

어깨가 뻐근한 사람일수록 어깨가 위로 올라가 있고, 앞으로 나와 있습니다.
그 이유는 가슴 근육이 뭉쳤기 때문입니다.
벽에 손을 대고 몸을 비틀면서 가슴을 펴는 동작을 해 주면 좋습니다.
겨드랑이 아래 옆 라인을 팔꿈치로 문지르면 몸을 더 많이 비틀 수 있습니다.
강력히 추천합니다!

좁은 공간에서도 가능하므로 장소에 구애받지 않고 실천할 수 있습니다.

효과가 좋아서 직장 동료들에게도 알려주고 있습니다!

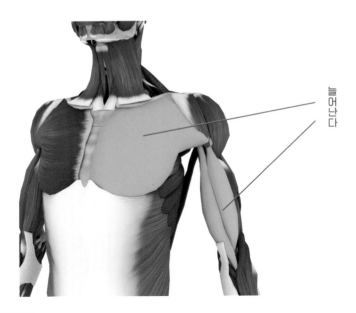

늘어난다

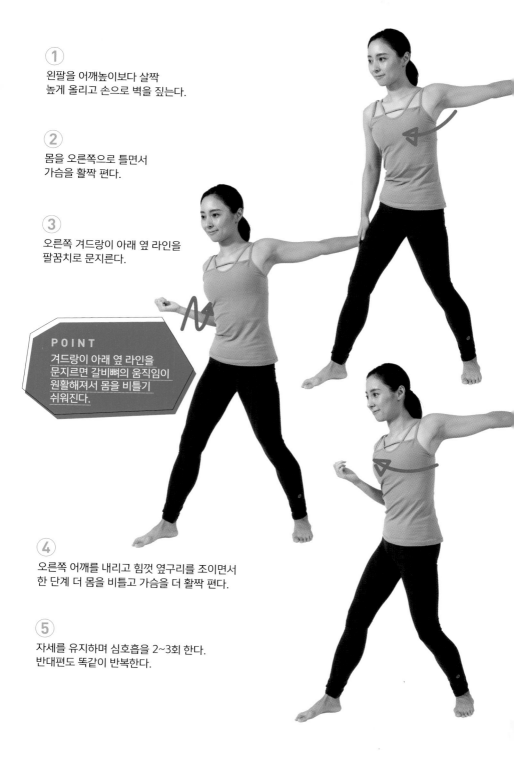

① 왼팔을 어깨높이보다 살짝
높게 올리고 손으로 벽을 짚는다.

② 몸을 오른쪽으로 틀면서
가슴을 활짝 편다.

③ 오른쪽 겨드랑이 아래 옆 라인을
팔꿈치로 문지른다.

POINT
겨드랑이 아래 옆 라인을
문지르면 갈비뼈의 움직임이
원활해져서 몸을 비틀기
쉬워진다.

④ 오른쪽 어깨를 내리고 힘껏 옆구리를 조이면서
한 단계 더 몸을 비틀고 가슴을 더 활짝 편다.

⑤ 자세를 유지하며 심호흡을 2~3회 한다.
반대편도 똑같이 반복한다.

13 옆구리 스트레칭

옆구리 스트레칭을 해주면 어깨 결림, 등과 허리 통증을 한꺼번에 해결할 수 있습니다.

옆구리 근육이 허리, 등, 어깨 모두에 영향을 주기 때문입니다.

옆구리 스트레칭의 효과를 높이려면 팔을 확실히 잡아당겨야 합니다.

통증으로 고생하시는 분들은 아침저녁으로 꼭 해보시길 바랍니다.

스트레칭하고 나니 순식간에 허리 통증이 사라졌어요!

운전하다가 쉬는 틈틈이 하고 있습니다. 굉장히 편안해집니다.

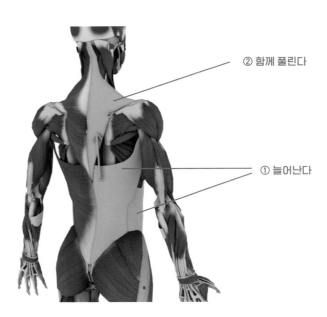

② 함께 풀린다

① 늘어난다

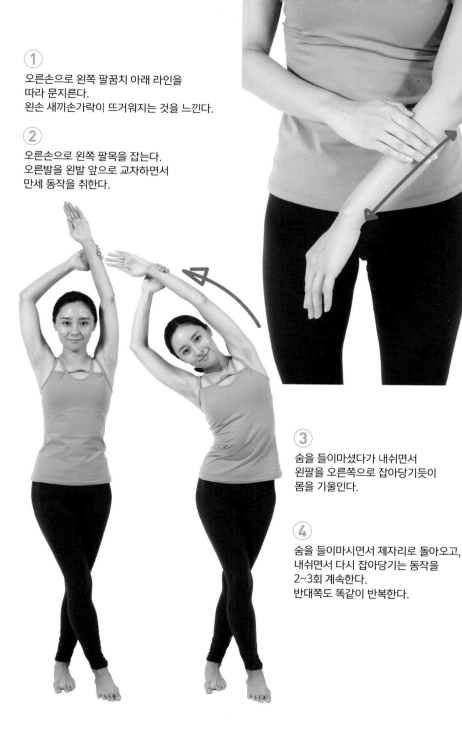

① 오른손으로 왼쪽 팔꿈치 아래 라인을
따라 문지른다.
왼손 새끼손가락이 뜨거워지는 것을 느낀다.

② 오른손으로 왼쪽 팔목을 잡는다.
오른발을 왼발 앞으로 교차하면서
만세 동작을 취한다.

③ 숨을 들이마셨다가 내쉬면서
왼팔을 오른쪽으로 잡아당기듯이
몸을 기울인다.

④ 숨을 들이마시면서 제자리로 돌아오고,
내쉬면서 다시 잡아당기는 동작을
2~3회 계속한다.
반대쪽도 똑같이 반복한다.

14 견갑골 사이 스트레칭

손이 잘 닿지 않는 견갑골은 마사지하기 힘든 부위입니다.
하지만 새끼손가락이 뜨거워질 때까지 팔꿈치 아래를 문지른 후 당겨주면 신기하게도 편안하게 견갑골을 스트레칭해줄 수 있습니다.
그 이유는 새끼손가락이 겨드랑이를 통해 견갑골 사이 근육과 연결되기 때문입니다.
일상생활 틈틈이 풀어주면 효과를 느낄 수 있을 것입니다.

마사지로도 풀 수 없던 견갑골 사이가 이완되니 기분까지 좋아집니다!

이 동작은 생각해 보지 못했습니다. 해보니 확실히 시원합니다!

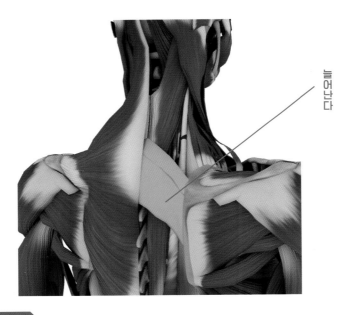

늘어난다

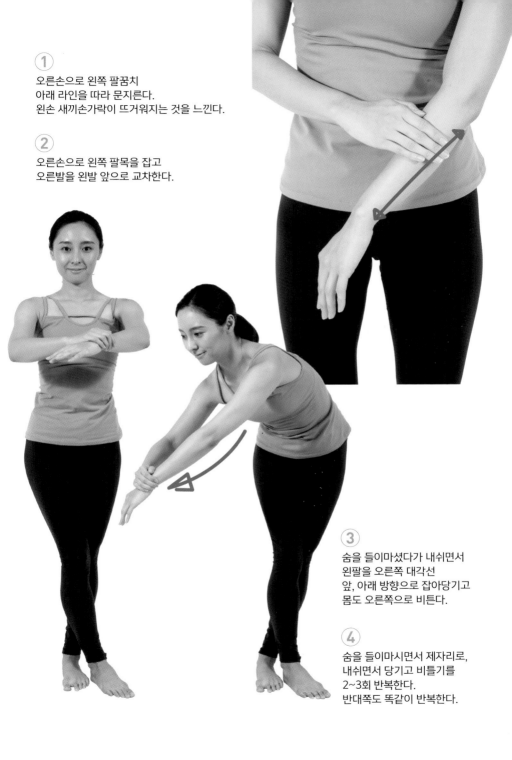

① 오른손으로 왼쪽 팔꿈치
아래 라인을 따라 문지른다.
왼손 새끼손가락이 뜨거워지는 것을 느낀다.

② 오른손으로 왼쪽 팔목을 잡고
오른발을 왼발 앞으로 교차한다.

③ 숨을 들이마셨다가 내쉬면서
왼팔을 오른쪽 대각선
앞, 아래 방향으로 잡아당기고
몸도 오른쪽으로 비튼다.

④ 숨을 들이마시면서 제자리로,
내쉬면서 당기고 비틀기를
2~3회 반복한다.
반대쪽도 똑같이 반복한다.

'겨드랑이를 조이는 힘'이 중요하다

골프 레슨을 받아본 사람들은 '겨드랑이를 조여야 한다'라는 말을 들어본 적이 있을 것입니다.

겨드랑이를 조이면 위팔과 가슴에는 힘이 들어가고 그립을 잡은 손의 힘은 뺄 수 있습니다.

이 원리는 씨름, 럭비, 축구처럼 수비가 중요한 스포츠에도 적용됩니다. 겨드랑이를 조이는 힘이 약하면 상대에게 유리한 자세를 허용하게 됩니다.

겨드랑이를 조이는 힘이 약한 이유는 '겨드랑이 밑에서 어깨를 내리는 근육= 전거근'을 사용하지 못하기 때문입니다.

전거근은 체간(몸통)의 기능을 직접 좌우합니다.
전거근을 제대로 활용할 수 있으면
충격을 완화할 수 있어 수비에 강합니다.
그렇지 않으면 상대와 부딪힌 즉시 자세가 무너집니다.

스포츠를 하고 있다면 의식적으로 겨드랑이를 조이는 자세를 취해 보시기 바랍니다. 운동선수들의 동작을 '겨드랑이와 몸통'에 주목해 관찰하다 보면 정말 그렇다는 것이 이해될 것입니다.

5

10초 만에 긴장감을 푼다!
팔꿈치·손목·손 스트레칭

⋮ 손가락 스트레칭으로 전신에 활력이 생긴다

◈ 우리는 엄지와 검지만 과도하게 사용하고 있다

손가락은 다양한 기능과 동작을 수행하는 중요한 신체 기관입니다. 다섯 손가락은 각각의 역할이 따로 정해져 있습니다.

- 엄지, 검지 → 힘을 낸다
- 중지 → '엄지와 검지', '약지와 소지'를 연결한다
- 약지, 새끼손가락 → 안정과 동작을 만든다

우리가 가장 많이 사용하는 손가락은 엄지와 검지입니다. 종종 과도하게 사용한 나머지 굳고 결리는 증상을 유발하는데, 이는 팔에서 어깨를 거쳐 가슴 근육까지 영향을 미칩니다.
그에 따라 동반되는 증상은 다음과 같습니다.

- 굽은 등, 비뚤어진 어깨로 인한 자세 불균형
- 손목과 팔꿈치 통증
- 어깨 결림과 관절통

◈ 중지 뿌리 관절을 자극하면 힘을 제어할 수 있다

약지와 새끼손가락은 자유자재로 움직이기 어려운 부위지만 사실 중요한 기능을 담당하고 있습니다. 팔과 어깨를 안정시키고 부드러운 움직임을 만드는 것이 바로 약지와 새끼손가락입니다.

새끼손가락 측면에서 이어진 팔 근육이 겨드랑이 아래 전거근까지 연결됩니다. 따라서 엄지에서 새끼손가락까지 힘의 균형을 잘 잡아주는 것이 중요합니다.

힘의 균형에서 '연결자' 역할을 하는 것이 중지이며,

중지 뿌리 관절 부위에 크로스포인트가 존재합니다.

테스트해 볼까요? 왼손 중지, 약지, 새끼손가락을 굽혀 쥐는 동작을 취해 보세요. 아마 동작이 원활하지 않고 힘이 잘 들어가지 않을 것입니다.

이번에는 왼손 중지와 손바닥이 연결된 부분을 오른손 엄지로 눌러보세요. 그리고 왼손 중지, 약지 새끼손가락을 쥐어보세요. 아까보다 동작이 수월하고, 힘이 골고루 들어가는 느낌이 들 것입니다.

중지와 손바닥이 연결된 부위를 눌러주면 손가락뿐만 아니라 손목, 팔꿈치, 어깨까지 동작이 수월해지고, 통증도 해소됩니다. 체간과 다리 기능도 좋아지기 때문에 운동 능력 또한 향상됩니다.

팔꿈치·손목·손 스트레칭을 통해 전신의 균형을 잡아봅시다!

01 팔뚝 안쪽 풀기

팔뚝 안쪽 근육이 굳으면 어깨 앞쪽에 통증이 생깁니다.
더 나아가 등이 굽거나 어깨가 앞으로 말리는 증상으로 진행됩니다.
팔뚝 안쪽 근육을 상완이두근이라고 합니다.
상완이두근은 어깨와 가슴 근육에 연결되어 있습니다.
따라서 평소에 상완이두근이 굳지 않도록 팔뚝 안쪽을 잘 풀어주어야 어깨 통증
을 예방하고 증상을 완화할 수 있습니다.

업무 중간중간 풀어주다 보니 습관이 되었습니다.

팔뚝 안쪽을 풀다 보면 자연스럽게 팔에 부담이 줄어듭니다. 신기하네요!

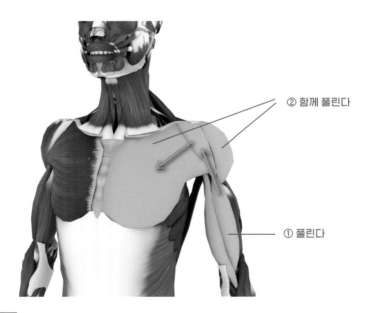

② 함께 풀린다

① 풀린다

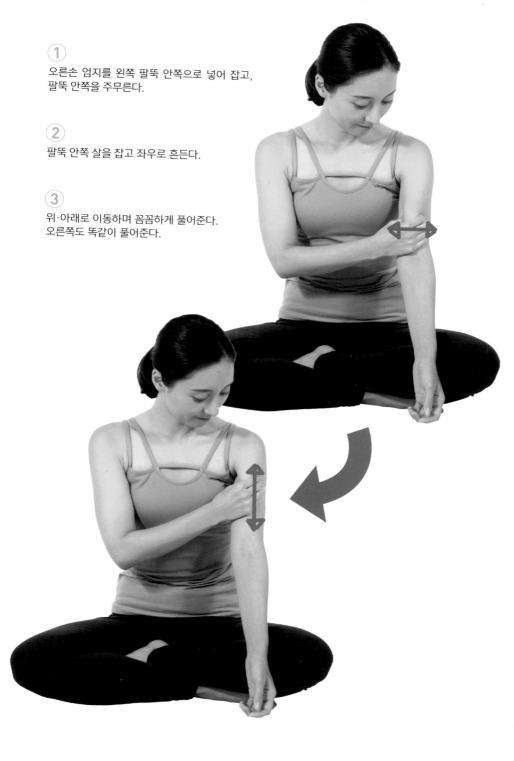

① 오른손 엄지를 왼쪽 팔뚝 안쪽으로 넣어 잡고,
팔뚝 안쪽을 주무른다.

② 팔뚝 안쪽 살을 잡고 좌우로 흔든다.

③ 위·아래로 이동하며 꼼꼼하게 풀어준다.
오른쪽도 똑같이 풀어준다.

02 팔꿈치 바깥쪽 풀기

견갑골이 굳어서 묵직하고 움직이기 불편하다면, 팔꿈치 안쪽(엄지손가락 라인)을 눌러보세요. 아마 단단하게 굳어 있을 것입니다.

이는 팔꿈치 안쪽(엄지손가락 라인) 근육이 견갑골의 움직임을 저해하는 근육과 연결되어 있기 때문입니다.

이 부위를 풀어주면 견갑골이 한결 부드러워집니다.

풀어준 후 어깨를 움직여보면 차이를 직접 느낄 수 있을 것입니다!

팔꿈치 안쪽을 풀어주니까 손가락도 시원해지네요!

이렇게 시원해지는 경혈이 있었다는 걸 이번에 알았네요.

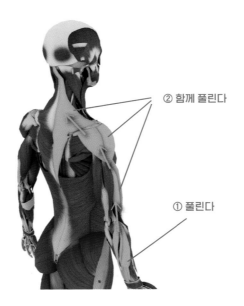

② 함께 풀린다

① 풀린다

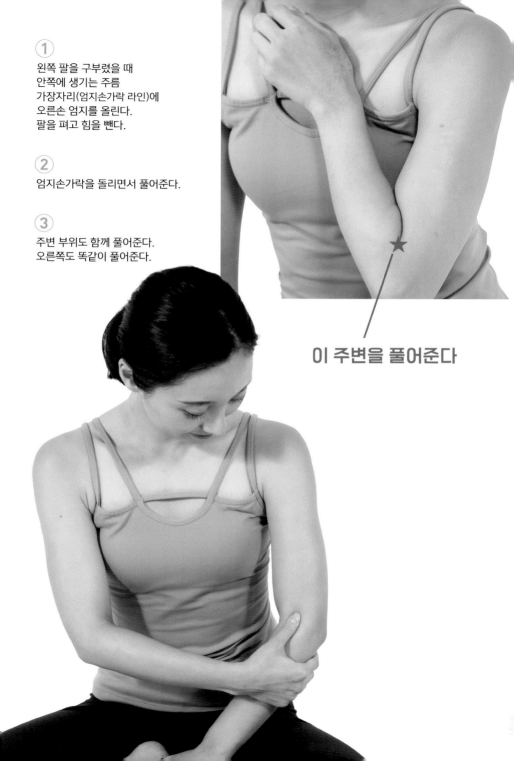

①

왼쪽 팔을 구부렸을 때
안쪽에 생기는 주름
가장자리(엄지손가락 라인)에
오른손 엄지를 올린다.
팔을 펴고 힘을 뺀다.

②

엄지손가락을 돌리면서 풀어준다.

③

주변 부위도 함께 풀어준다.
오른쪽도 똑같이 풀어준다.

이 주변을 풀어준다

03 손목 풀기

'손목이 아프다, 손이 굳었다, 손가락을 자유자재로 움직이기 힘들다'
이 증상의 원인은 엄지손가락일 수 있습니다. 엄지손가락은 주로 힘을 쓰는 역할
을 담당하므로 근육이 잘 뭉치고 굳습니다.
그 영향으로 뼈가 어긋나고 손목을 막게 되어 증상들이 나타납니다.
엄지손가락 측면을 따라 손목까지 내려가면 움푹 들어간 곳이 있습니다.
이 부위를 잡고 당겨주면 어긋난 부분을 복구할 수 있습니다!

정형외과에 다녀도 낫지 않았던 팔꿈치 통증이 5일 만에 완화되었습니다!

손에 섬세한 감각이 되살아난 것 같습니다. 수시로 열심히 하고 있어요.

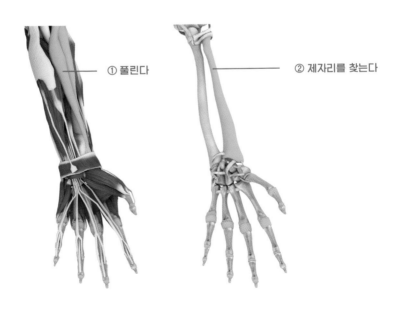

① 풀린다   ② 제자리를 찾는다

① 오른손을 반듯하게 편다.
엄지손가락과 연결된 손목 관절에서
움푹 들어간 부위를 찾아
왼쪽 엄지손가락을 넣고,
네 손가락으로 손목 복숭아뼈를 감싼다.

② 뼈를 중심으로 피부를 미끌리듯이
좌우로 돌린다.

③ 풀리는 느낌이 나면, 팔꿈치 방향으로
밀어 올렸다가 반대로 밀어 내려준다.

④ 3~5회 동작을 이어간다.
왼쪽도 똑같이 풀어준다.

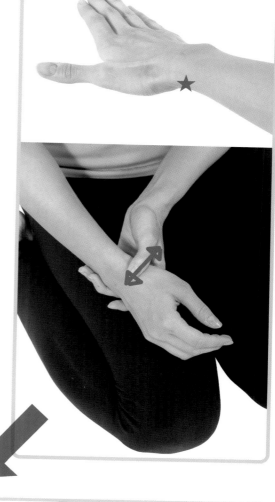

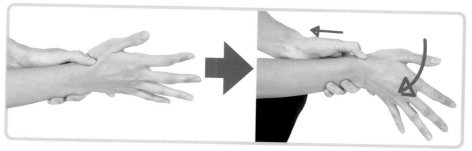

04 엄지손가락 풀기

'엄지손가락, 손목, 팔꿈치, 어깨가 굳고 아프다'
이런 증상을 겪고 있다면, 엄지손가락을 풀어주세요.
엄지손가락은 손목, 팔꿈치, 어깨와 연결되어 있습니다. 따라서 엄지손가락이 굳으면 연결된 부위에도 악영향을 주게 됩니다.
손을 많이 쓰는 사람은 특히 굳기 쉬우므로 꼼꼼하게 풀어주세요.
누르면 꽤 아픈 부위이므로 너무 세게 누르지 말고 강도를 조절합니다.

과도한 스마트폰 사용으로 손가락에 통증이 있었는데 개운해졌습니다.

공부하다가 펜을 쥔 손이 아프면 수시로 눌러주고 있습니다.

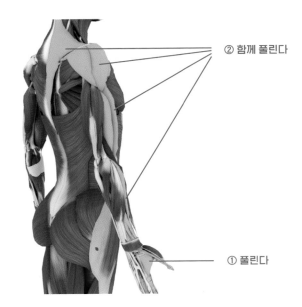

② 함께 풀린다

① 풀린다

① 오른손을 짝 펴고, 엄지와 검지 사이에
삼각형으로 들어간 부위를 찾아
왼쪽 엄지손가락으로 꾹 누른다.
동글동글 돌리며 풀어준다.

② 주변 부위도 세심하게 풀어준다.
왼손도 똑같이 풀어준다.

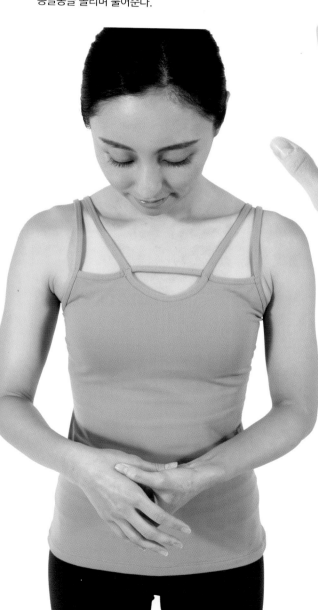

'합곡' 이라는
경혈이 있다

손가락, 손, 손목, 팔(팔꿈치 아래 부위)이 저리고 아프신가요?
그렇다면 손목을 부지런히 문질러 주세요.
손목에는 손가락의 토대가 되는 뼈가 존재합니다.
손가락으로 손목을 문질러 주면 뭉친 부위가 이완되면서 손가락과 손을 원활하게 움직일 수 있게 됩니다.
손목을 한 바퀴 돌면서 문지르면 효과적이니 틈틈이 해보시길 바랍니다!

기분이 매우 좋아집니다. 계속 실천하고 있어요.

주로 손을 사용하는 일을 하고 있으니 자주 해줘야겠습니다.

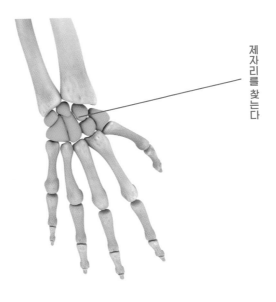

제자리를 찾는다

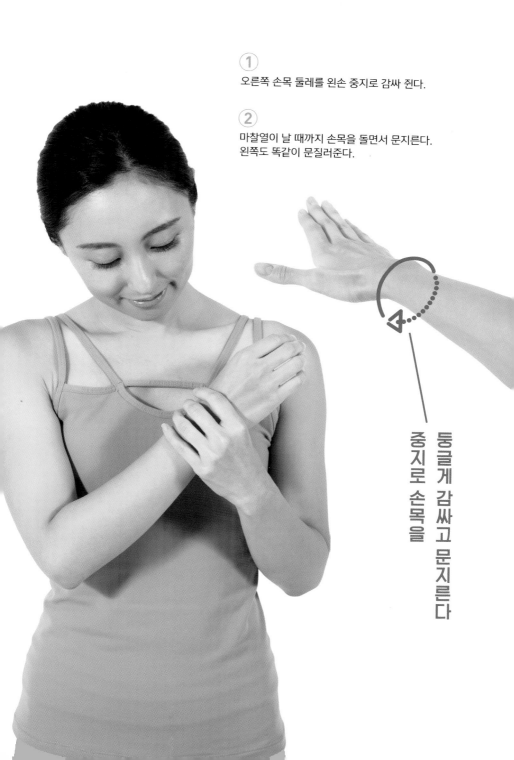

① 오른쪽 손목 둘레를 왼손 중지로 감싸 쥔다.

② 마찰열이 날 때까지 손목을 돌면서 문지른다.
왼쪽도 똑같이 문질러준다.

중지로 손목을 둥글게 감싸고 문지른다

06 팔꿈치 크로스포인트

'어깨가 뻐근하고 움직일 때마다 불편하다, 등과 어깨가 결린다'
이러한 증상은 어깨가 아닌 팔꿈치 기능 저하가 원인일 수 있습니다.
팔꿈치 위쪽에 손을 대고 구부렸다 펴는 동작을 반복하면 증상이 완화됩니다.
팔꿈치 근육은 겨드랑이를 통해 체간과 연결됩니다.
이 동작은 체간과 연결하여 팔꿈치에 걸리는 부하를 줄여주는 효과가 있습니다.
기상 후, 운동 전에 해주면 효과적이니 꼭 실천해 보세요!

어깨를 주무르는 것보다 더 쉽게 풀렸네요! 정말 좋아요.

거짓말처럼 어깨가 시원하게 풀렸습니다. 신기하네요!

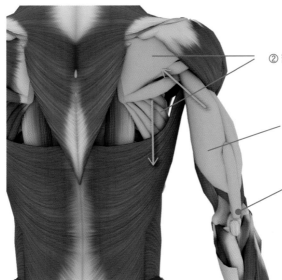

② 함께 움직임이 좋아진다

① 움직임이 좋아진다

크로스포인트

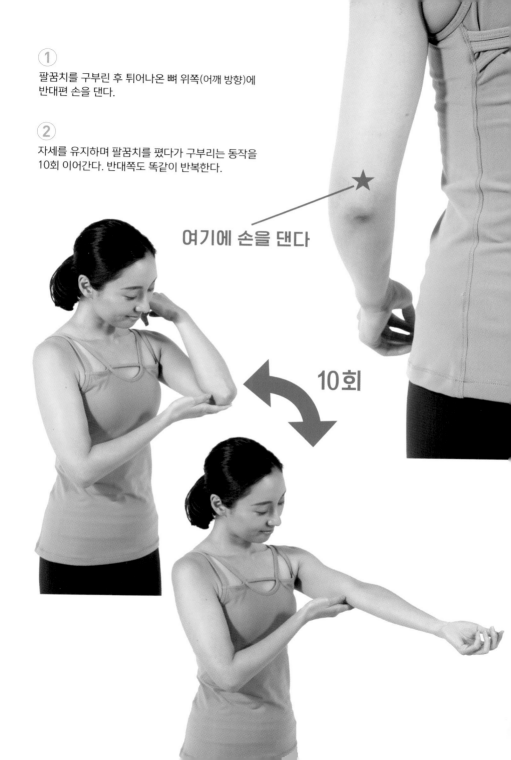

①
팔꿈치를 구부린 후 튀어나온 뼈 위쪽(어깨 방향)에
반대편 손을 댄다.

②
자세를 유지하며 팔꿈치를 폈다가 구부리는 동작을
10회 이어간다. 반대쪽도 똑같이 반복한다.

여기에 손을 댄다

10회

07 손 크로스포인트

굽은 등, 말린 어깨, 손목·팔꿈치·어깨 결림이 있는 사람들은 유독 엄지와 검지를 많이 사용하는 경향이 있습니다.
하지만 이미 익숙한 사용 습관을 고치기는 매우 어렵지요.
대신 손 크로스포인트를 자극해 주세요.
중지를 능숙하게 쓸 수 있게 되고 약지와 새끼손가락까지 영향을 미치면서 모든 손가락을 골고루 사용할 수 있게 됩니다!

하기 전과 후에 주먹을 쥐는 느낌이 완전히 다릅니다!

운전하다가 쉬는 틈틈이 해줬더니 핸들을 편안하게 잡을 수 있었습니다.

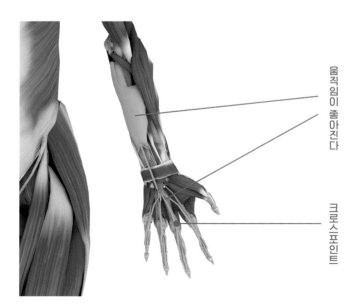

움직임이 좋아진다

크로스포인트

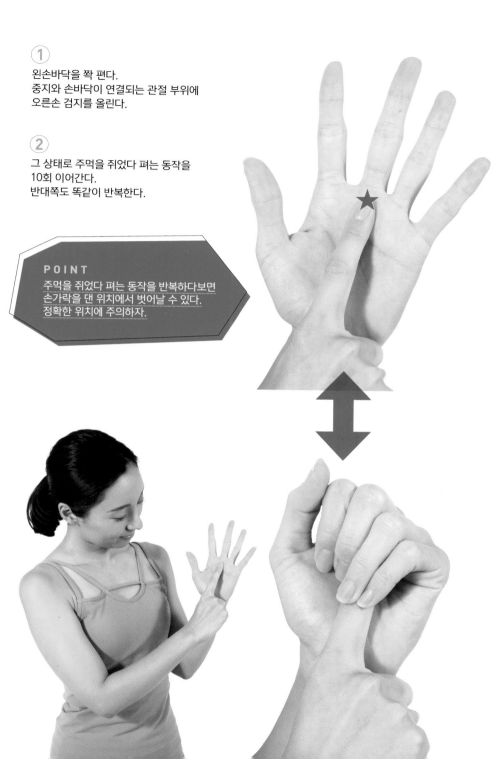

① 왼손바닥을 쫙 편다.
중지와 손바닥이 연결되는 관절 부위에
오른손 검지를 올린다.

② 그 상태로 주먹을 쥐었다 펴는 동작을
10회 이어간다.
반대쪽도 똑같이 반복한다.

POINT
주먹을 쥐었다 펴는 동작을 반복하다보면
손가락을 댄 위치에서 벗어날 수 있다.
정확한 위치에 주의하자.

08 팔 바깥쪽 스트레칭

손가락은 인간의 신체 중에서 특히 사용 빈도가 높은 부위입니다.
손가락을 많이 사용하면 팔과 어깨에도 무리가 됩니다.
팔꿈치를 기준으로 아래쪽 팔은 뻐근한 감각이 거의 들지 않는 부위지만, 사실
의외로 딱딱하게 굳어 있습니다. 그럼 근육막으로 연결된 어깨에도 영향을 주어
결림과 통증을 유발하게 됩니다. 스트레칭하다 보면 특히 어떤 부위가 많이 굳었
는지 뻐근한 정도로 알 수 있습니다.

컴퓨터를 많이 사용한 날 해주면 정말 개운합니다!

팔꿈치를 약간 바깥쪽으로 돌려주니 더 쫙 펴지는 느낌이 납니다.

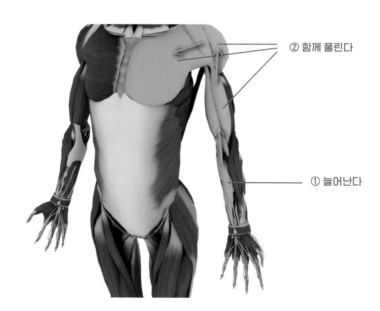

② 함께 풀린다

① 늘어난다

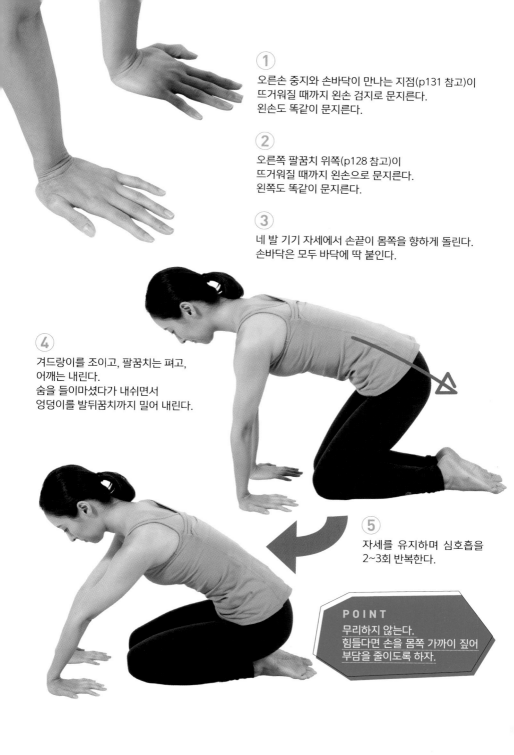

①
오른손 중지와 손바닥이 만나는 지점(p131 참고)이
뜨거워질 때까지 왼손 검지로 문지른다.
왼손도 똑같이 문지른다.

②
오른쪽 팔꿈치 위쪽(p128 참고)이
뜨거워질 때까지 왼손으로 문지른다.
왼쪽도 똑같이 문지른다.

③
네 발 기기 자세에서 손끝이 몸쪽을 향하게 돌린다.
손바닥은 모두 바닥에 딱 붙인다.

④
겨드랑이를 조이고, 팔꿈치는 펴고,
어깨는 내린다.
숨을 들이마셨다가 내쉬면서
엉덩이를 발뒤꿈치까지 밀어 내린다.

⑤
자세를 유지하며 심호흡을
2~3회 반복한다.

POINT
무리하지 않는다.
힘들다면 손을 몸쪽 가까이 짚어
부담을 줄이도록 하자.

09 팔 안쪽 스트레칭

손목·팔꿈치·어깨가 걸리고 아픈 사람은 대부분 엄지를 많이 사용하는 경향이 있습니다. 그 때문에 엄지손가락과 연결된 팔꿈치 아래 근육(전완근)도 뭉치고 굳어 있습니다.

전완근은 손목부터 팔꿈치까지 걸쳐 있으며, 팔뚝을 통해 어깨와도 연결됩니다. 따라서 전완근이 굳으면 팔 전체와 어깨까지 영향을 미칩니다.

스트레칭으로 전완근을 제대로 풀어주시길 바랍니다.

이렇게 풀어줄 수 있다는 사실이 매우 놀랍습니다.

손목에서 팔뚝까지 짜릿하고 시원합니다.

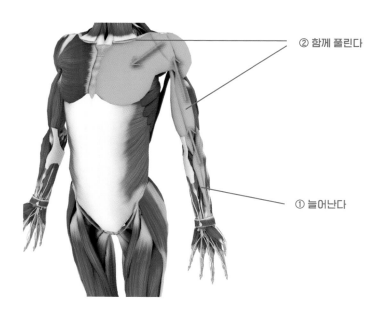

② 함께 풀린다

① 늘어난다

네 발 기기 자세에서
왼손바닥이 위로 가게 뒤집는다.

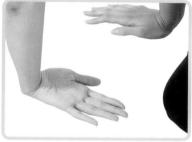

팔꿈치는 밖을 향하게 한다.

③
오른손바닥으로 왼손바닥을 누른다.

어깨를 내린다. 숨을 들이마셨다가 내쉬면서
엉덩이가 발꿈치에 닿을 때까지 상체를 뒤로 밀어 내린다.

⑤
자세를 유지하며 2~3회 심호흡을 이어간다.
손을 바꿔서 똑같이 반복한다.

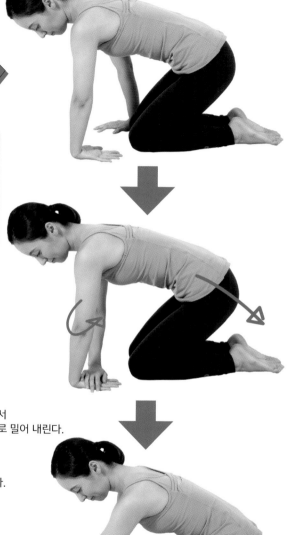

10 손가락 튕기기

손을 많이 사용하다 보면 손가락과 손이 피로하고, 팔이 뻐근해집니다.
이럴 때는 엄지손가락을 지렛대 삼아 나머지 네 손가락을 각각 튕겨주는 동작을 추천합니다.
손가락과 손뿐만 아니라 팔에 쌓인 긴장이 풀리고 피로와 뻐근함이 확실하게 해소될 것입니다.
손을 많이 사용하는 사람에게 강력히 추천합니다. 꼭 해 보세요!

왼쪽 검지가 당기고 아팠는데 많이 편안해졌습니다!

주로 수작업이 많은 직업이라 수시로 열심히 해보렵니다.

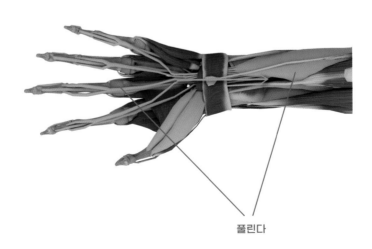

풀린다

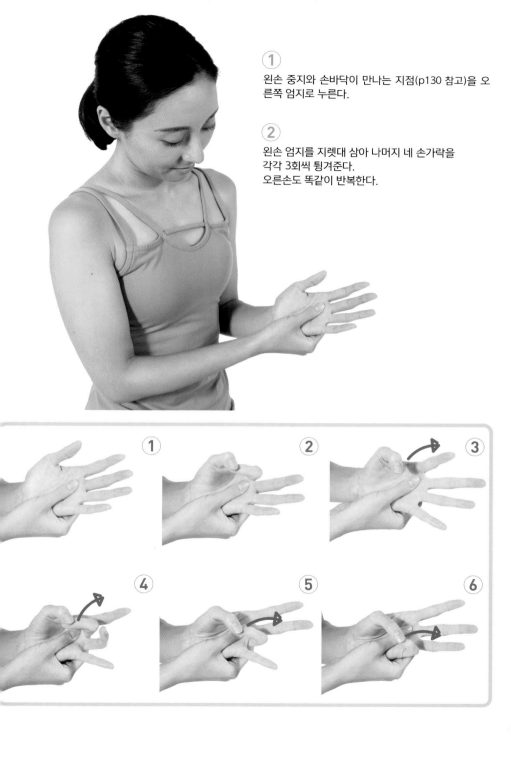

① 왼손 중지와 손바닥이 만나는 지점(p130 참고)을 오른쪽 엄지로 누른다.

② 왼손 엄지를 지렛대 삼아 나머지 네 손가락을 각각 3회씩 튕겨준다.
오른손도 똑같이 반복한다.

① ② ③ ④ ⑤ ⑥

손을 쫙 펴면 깊은 호흡을 할 수 있다

호흡이 가쁘고 얕아지는 느낌이 날 때 '손가락을 쫙 펴고 호흡하기'를 추천합니다. 방법이 단순해서 정말 효과가 있을지 의심스럽겠지만 실제로 해보시길 바랍니다.

엄지손가락을 안으로 넣고 주먹을 꽉 쥔 채 5회 심호흡합니다.

숨쉬기 쉬운지, 호흡의 깊이는 어떤지 기억하세요.

다음엔 손가락을 모두 쫙 편 뒤, 5회 심호흡합니다.

주먹을 쥐었을 때보다 숨을 들이마시기 쉽고, 호흡이 깊어지는 것을 느끼셨나요?

이러한 현상에 대해 동양의학으로 설명할 수 있습니다. 우리 몸에는 기혈이 흐르는 통로인 경락이 있고, 경락의 기혈이 신체 표면에 모여 통과하는 경혈이 있습니다. 엄지손가락에는 폐와 관련된 '폐경락'이 연결되어 있습니다.

그래서 주먹을 꽉 쥐면, 폐와 엄지손가락을 연결하는 통로가 막히고 숨이 가빠지는 것입니다.

서양의학으로도 설명이 가능합니다. 폐 경락 위에 있는 근육은 근막을 통해 폐까지 연결됩니다.

우리 몸의 중심에서 발생한 문제는 몸 말단에서부터 개선할 수 있습니다. 이것이 인체의 신비로움 아닐까요?

6

간단한 컨디션 조절법!
상황별 셀프 케어

01 무릎 통증 없애기

무릎에 통증이 있고, 움직일 때 불편함을 느끼는 사람은 허벅지 안쪽과 뒤쪽을
두드려 주면 좋습니다.
무릎에 통증이 있으면 허벅지 바깥쪽 근육을 많이 사용하게 됩니다.
그럼 허벅지 안쪽과 뒤쪽 근육의 기능이 저하되는 결과를 초래합니다.
근육을 두드려서 자극을 주면 기능이 향상될 수 있습니다.
무릎에서 고관절까지 골고루 두드려 주세요!

아침에 허벅지를 두드리고 출근길에 나서면 걸을 때 피곤하지 않습니다!

무릎 통증이 개선되니까 계단을 잘 오를 수 있고 운동량도 늘어났습니다!

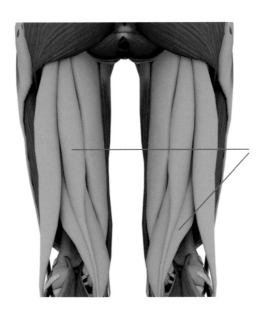

움직임이 좋아진다

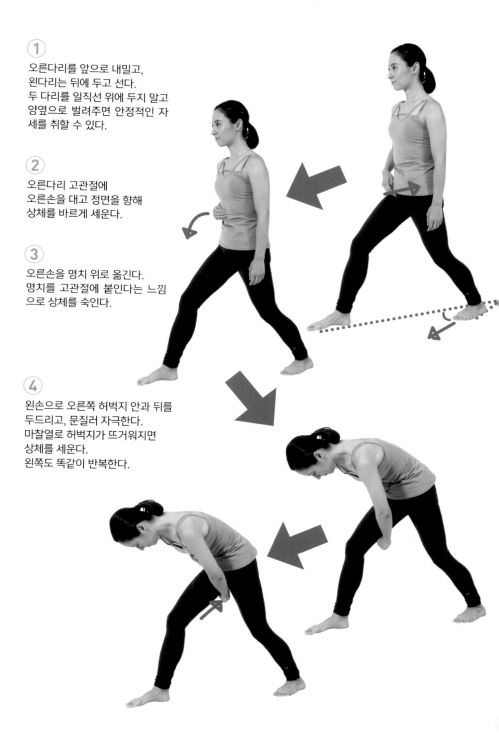

① 오른다리를 앞으로 내밀고,
왼다리는 뒤에 두고 선다.
두 다리를 일직선 위에 두지 말고
양옆으로 벌려주면 안정적인 자
세를 취할 수 있다.

② 오른다리 고관절에
오른손을 대고 정면을 향해
상체를 바르게 세운다.

③ 오른손을 명치 위로 옮긴다.
명치를 고관절에 붙인다는 느낌
으로 상체를 숙인다.

④ 왼손으로 오른쪽 허벅지 안과 뒤를
두드리고, 문질러 자극한다.
마찰열로 허벅지가 뜨거워지면
상체를 세운다.
왼쪽도 똑같이 반복한다.

02 허리 통증 없애기

허리는 강화해야 하는 부위이지만, 사실 다치기 쉬운 부위이기도 합니다.
허리가 약하다면 서혜부를 조이는 동작으로 허리를 강화할 수 있습니다.
항문에서 손가락 한 개 길이 앞쪽에 '회음'이라는 경혈이 있습니다.
회음을 명치로 밀어 올린다는 느낌으로 조였다 푸는 동작을 반복합니다.
그러면 체간의 내근육과 허리를 모두 강화할 수 있습니다.

자세를 바르게 잡아야 명치까지 힘이 전해집니다. 신기하네요!

잠시 쉬는 시간에 책상 앞에 서서 동작을 실천하고 있습니다.

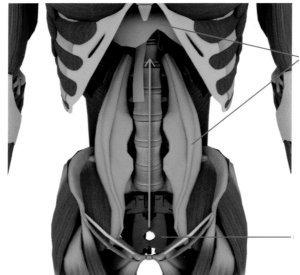

② 함께 움직임이 좋아진

① 움직임이 좋아진다

① 양다리를 허리 너비로 벌리고 바르게 선다.

② 골반을 바닥에서 수직으로 세운다는 느낌으로
자세를 잡는다. 명치 힘을 뺀다.

③ 명치 위치를 의식한다.(손을 위에 올려도 된다)

④ 회음혈을 명치까지 끌어올린다는 느낌으로
힘을 꽉 준다.

⑤ 명치에서 회음혈 방향으로 힘을 뺀다.
동작을 반복한다.

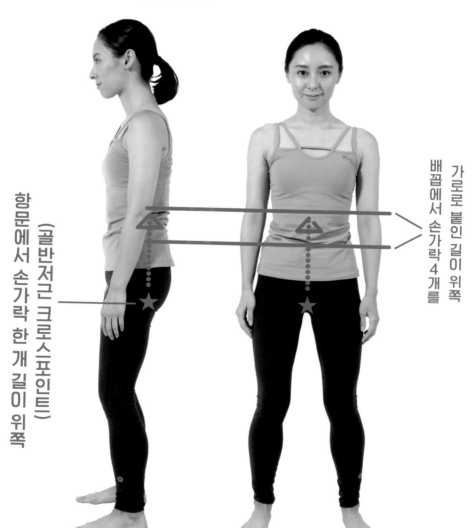

배꼽에서 손가락 4개를
가로로 붙인 길이 위쪽

항문에서 손가락 한 개 길이 위쪽
(골반저근 크로스포인트)

03 어깨 결림 없애기

어깨가 뻐근하고 아픈 사람들은 무의식중에 어깨에 힘을 주고, 위로 올리는 경향
이 있습니다.
어깨를 낮출 해결책은 옆구리에 있습니다.
겨드랑이 아래를 마찰열로 뜨거워질 때까지 문질러 준 후, 손을 떼지 말고 팔을
앞뒤로 각 5회씩 돌려줍니다. 그럼 저절로 어깨가 내려가서 움직임이 편해지고
결림과 통증이 완화됩니다.

이 동작을 반복하고 나서, 기상 직후 늘 아팠던 등이 많이 좋아졌습니다.

목덜미에서 뇌로 가는 혈액 순환이 좋아지는 것을 체감했습니다.

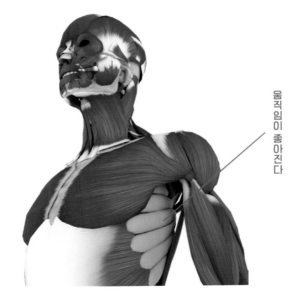

움직임이 좋아진다

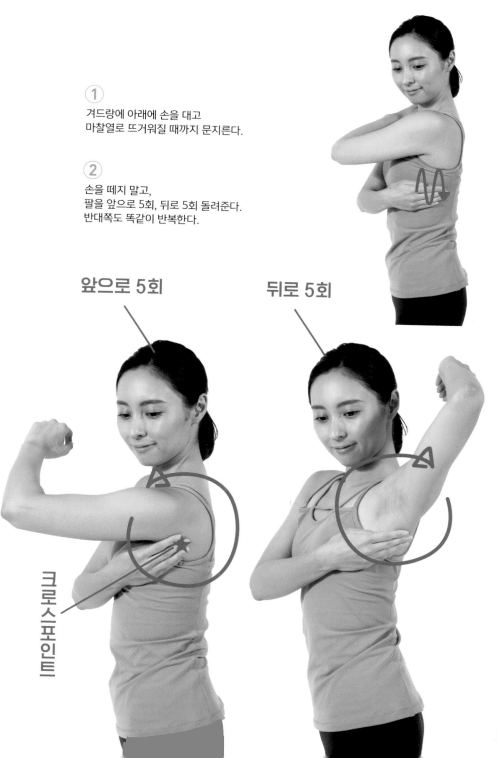

① 겨드랑에 아래에 손을 대고
마찰열로 뜨거워질 때까지 문지른다.

② 손을 떼지 말고,
팔을 앞으로 5회, 뒤로 5회 돌려준다.
반대쪽도 똑같이 반복한다.

앞으로 5회

뒤로 5회

크로스포인트

04 전신에 쌓인 피로 풀기

업무, 학업, 운동, 운전 어떤 활동이든지 장시간 지속하면 몸이 피로하고, 뻐근해집니다.
그럴 때는 잠시 내려놓고 숨을 돌리는 시간을 가져봅시다.
기지개를 켜고 가위바위보를 해보세요. '바위→가위→보' 동작을 이어가는 것만으로도 전신 피로가 풀립니다.
피곤할 때마다 실천해 보세요.

목욕하고 나서 동작을 해주니 기분이 너무 상쾌합니다.

피곤하고 지쳤을 때 해주면 기분 전환이 됩니다. 좋아요!

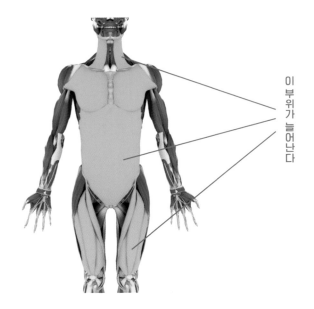

이 부위가 늘어난다

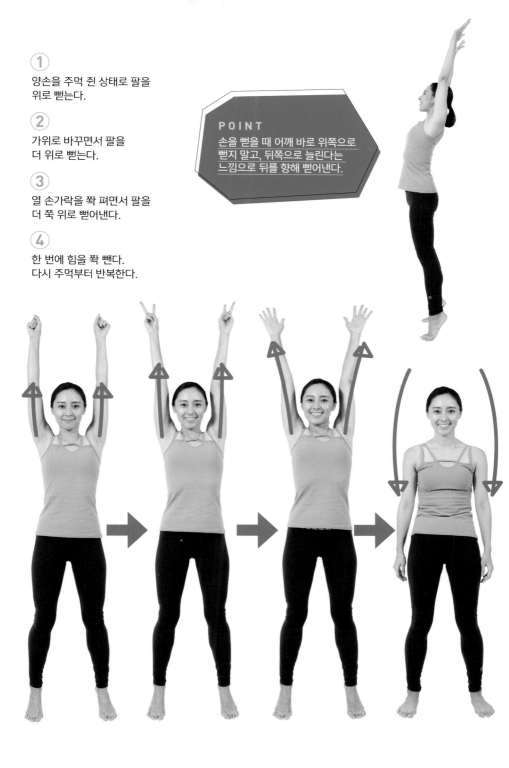

①
양손을 주먹 쥔 상태로 팔을
위로 뻗는다.

②
가위로 바꾸면서 팔을
더 위로 뻗는다.

③
열 손가락을 쫙 펴면서 팔을
더 쭉 위로 뻗어낸다.

④
한 번에 힘을 쫙 뺀다.
다시 주먹부터 반복한다.

POINT
손을 뻗을 때 어깨 바로 위쪽으로
뻗지 말고, 뒤쪽으로 늘린다는
느낌으로 뒤를 향해 뻗어낸다.

05 전신을 상쾌하게

'몸이 묵직하다, 피로가 안 풀린다, 허리가 아프다, 어깨가 너무 결린다'
이런 증상이 나타날 때는 옆구리를 쭉 펴고 가위바위보 동작을 해보세요.
한쪽 팔을 천장을 향해 뻗고, '바위→가위→보' 순으로 팔을 더 뻗어냅니다.
동시에 반대쪽 겨드랑이를 조인다는 상상을 하면서 어깨를 내려줍니다.
이 동작으로 증상을 개선할 수 있으니 꼭 해보시길 바랍니다.

몸이 나른하고 피곤할 때마다 꼭 해주고 있습니다!

겨드랑이가 풀리면서 혈액 순환이 되고 몸이 따뜻해지는 것 같아요.

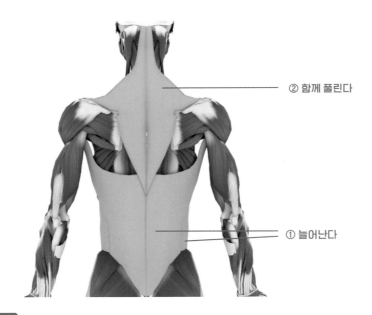

② 함께 풀린다

① 늘어난다

① 왼쪽 팔꿈치를 구부리고, 어깨를 내린다.
겨드랑이를 쥐어짠다는 느낌으로 힘을 준다.

② 오른손으로 주먹을 쥐고 팔을 위로 뻗는다.

③ 가위로 바꾸면서 더 위로 뻗는다.

④ 손가락을 쫙 펴며
몸을 더 위로 쭉 뻗어낸다.

⑤ 한 번에 힘을 쫙 뺀다.

⑥ 반대쪽도 똑같이 반복한다.

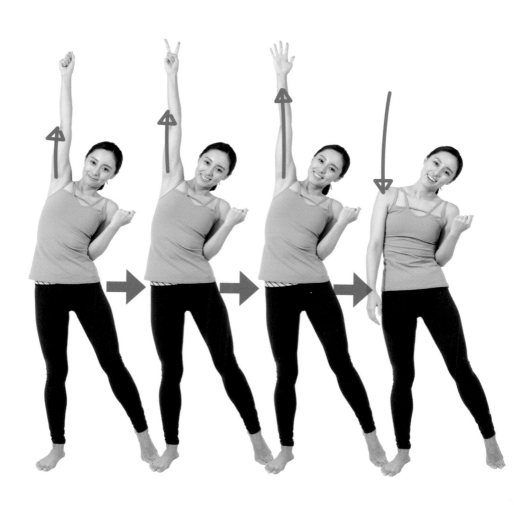

06 날씬한 다리 만들기

허리와 무릎 통증을 예방하고 날씬한 다리를 만들고 싶다면,
고관절과 좌골(엉덩이 볼기 아래)에 집중하는 스쿼트를 추천합니다.
체간과 내근육, 하체를 연결하는 부위에 손을 올리면 허리, 무릎, 다리를 동시에
단련할 수 있습니다.
처음에는 10번, 익숙해지면 20번, 더 익숙해지면 20번씩 2~3세트까지 서서히
부하를 늘려주세요.

부은 다리를 푸는 데도 좋습니다! 매일 하고 있어요.

어려운 동작이 아닌데도 다리에 주는 효과가 높습니다.

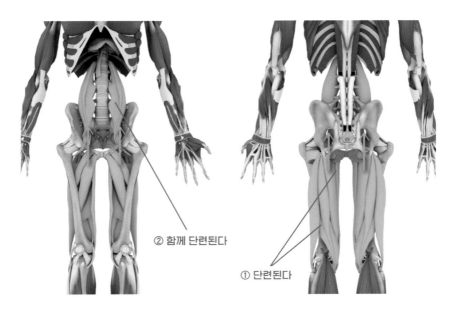

② 함께 단련된다

① 단련된다

① 오른다리를 앞으로 내밀며
무게 중심을 가볍게 싣는다.
왼다리는 뒤에 두고 발끝으로 딛는다.

② 오른쪽 고관절 위에 왼손을 올리고,
오른손은 엉덩이 볼기 아래에 댄다.

③ 고관절부터 전신을 앞으로 숙인다.
앞쪽 발바닥이 펴지는 것을 느껴본다.

④ 엉덩이 볼기 아래부터 몸을 들어 올린다.

⑤ 동작을 여러번 이어간다.
다리를 바꿔서 똑같이 반복한다.

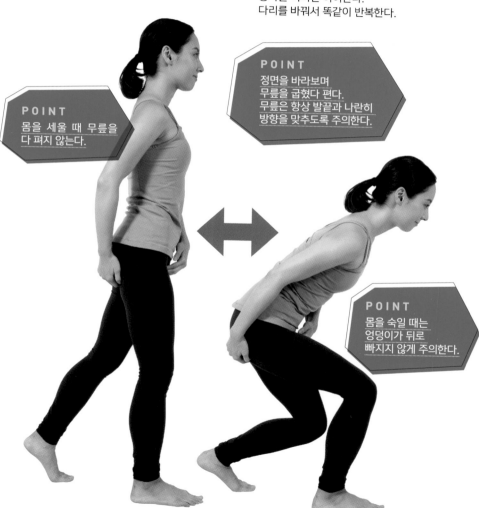

POINT
몸을 세울 때 무릎을
다 펴지 않는다.

POINT
정면을 바라보며
무릎을 굽혔다 편다.
무릎은 항상 발끝과 나란히
방향을 맞추도록 주의한다.

POINT
몸을 숙일 때는
엉덩이가 뒤로
빠지지 않게 주의한다.

07 날씬한 허리 만들기

날씬한 허리를 만들려면 복근부터 단련해야 합니다.
겨드랑이와 고관절을 가까이 붙인다는 상상을 하면서 동작을 이어가면 효과적입니다.
팔꿈치와 무릎을 붙이는 동작은 팔다리만 움직이게 되므로 효과가 없습니다.
내근육을 연결하는 근육이 위치한 겨드랑이와 고관절을 붙인다는 느낌으로 동작을 해야 허리를 더 조일 수 있습니다.

제대로 하려면 의외로 어려운 동작입니다. 횟수를 늘리기 쉽지 않네요.

몸을 구부린다기보다는 쥐어짜는 느낌에 가까운 것 같습니다.

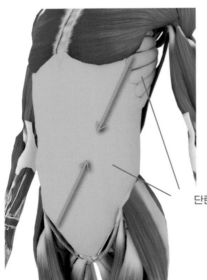

단련된다

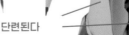

① 양쪽 고관절이
뜨거워질 때까지 문지른다.

② 양쪽 겨드랑이가
뜨거워질 때까지 문지른다.

③ 천장을 보고 똑바로 누운 후,
머리 뒤로 두 손을 깍지 낀다.

④ 왼쪽 겨드랑이와 오른쪽 고관절을
만나게 한다는 느낌으로
몸을 구부렸다가 제자리로 돌아온다.

⑤ 좌우 교대로 동작을 반복한다.

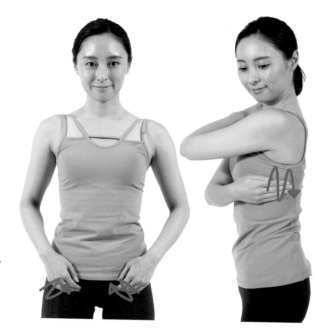

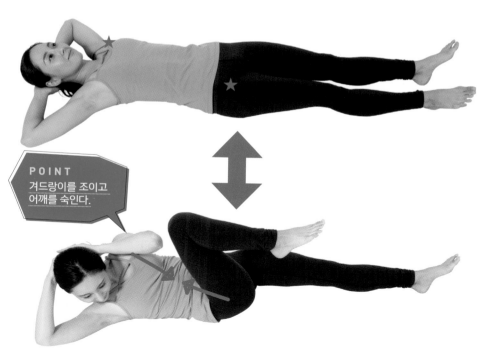

POINT
겨드랑이를 조이고
어깨를 숙인다.

08 날씬한 팔뚝 만들기

팔뚝 두께를 줄이고 싶으신가요?
그렇다면 팔꿈치와 겨드랑이 아래를 문지른 후 리버스 푸시업을 해 볼 것을 추천합니다.
팔꿈치와 겨드랑이를 문질러주는 이유는 겨드랑이부터 팔 뒤쪽에 걸친 부위를 의식하게 함으로써 푸시업 동작의 효과를 높일 수 있기 때문입니다.

평소에 잘 사용하지 않던 근육이 자극받는 느낌이 듭니다.

2주 동안 꾸준히 하다 보니 팔뚝 두께가 눈에 띄게 줄어들었어요!

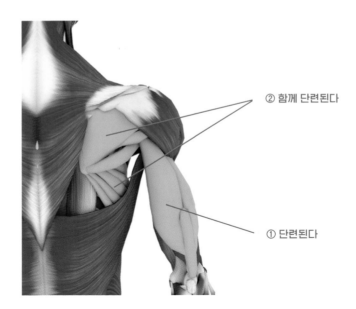

② 함께 단련된다

① 단련된다

① 양쪽 겨드랑이가
뜨거워질 때까지 문지른다.

② 양쪽 팔꿈치가
뜨거워질 때까지 문지른다.

③ 의자 앞쪽에
엉덩이를 살짝 걸치고 앉는다.
의자 앞을 양손으로 잡고
몸을 앞으로 뺀다.

④ 자세를 유지하며 팔꿈치를 쭉 편다.
몸을 올렸다 내리는 동작을 반복한다.

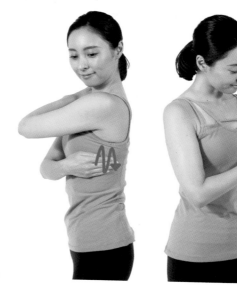

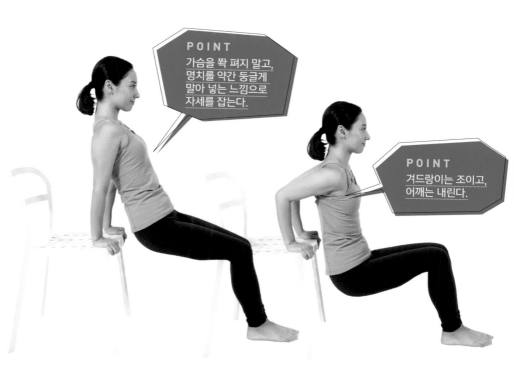

POINT
가슴을 쫙 펴지 말고,
명치를 약간 둥글게
말아 넣는 느낌으로
자세를 잡는다.

POINT
겨드랑이는 조이고,
어깨는 내린다.

발목과 고관절이 시큰거리고 뻣뻣하신가요? 쪼그리고 앉기 힘든가요?
이 문제를 해결할 수 있는 스트레칭이 있습니다.
무릎과 명치에 힘을 뺀 후, 고관절에 양손을 올리고 벽에 기대어 쪼그려 앉는 연습을 해 봅시다.
'무릎, 명치, 고관절' 세 지점을 누르면, 내근육이 작용해 관절 움직임이 부드러워집니다. 꼭 실천해 보세요.

처음에는 힘들었는데, 점점 능숙하게 앉는 요령을 터득했습니다.

고관절 주변의 시큰함이 사라지고 개운해졌습니다!

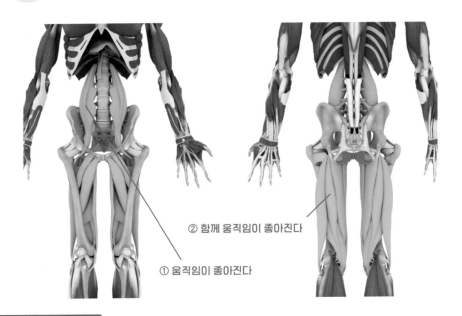

② 함께 움직임이 좋아진다

① 움직임이 좋아진다

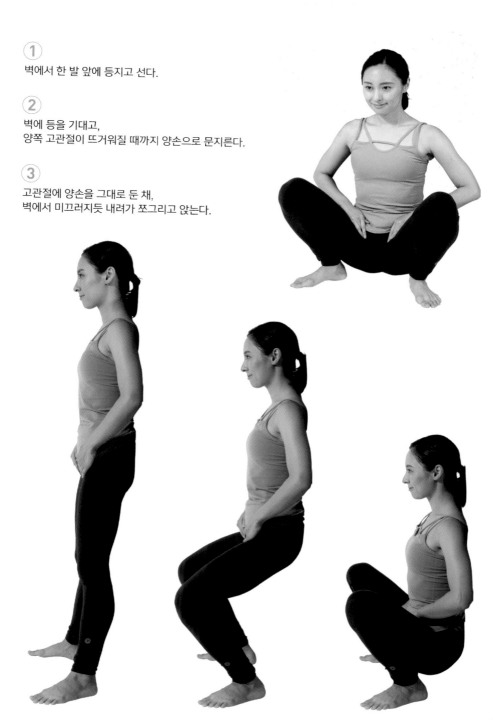

① 벽에서 한 발 앞에 등지고 선다.

② 벽에 등을 기대고,
양쪽 고관절이 뜨거워질 때까지 양손으로 문지른다.

③ 고관절에 양손을 그대로 둔 채,
벽에서 미끄러지듯 내려가 쪼그리고 앉는다.

10 다리 찢기 스트레칭

다리를 일자로 찢는 자세는 매우 어렵지요. 그런데 요령이 있습니다.
발목을 까딱까딱 움직이면 각도를 좀 더 넓힐 수 있습니다.
처음에는 가능한 만큼만 다리를 벌리고 몸을 앞으로 숙입니다.
그다음에 다시 발목을 까딱까딱 위아래로 움직입니다. 계속 반복하다 보면 한계가 오기 전까지 최대 힘을 발휘할 수 있습니다.
처음에는 몹시 아프고 불가능할 것 같지만 점점 좋아집니다.

어머! 몸이 뻣뻣한 줄 알고 있었는데, 생각보다 다리가 꽤 벌어지네요!

여태껏 힘을 줘서 다리를 찢고 있었는데, 힘을 빼야 하네요!

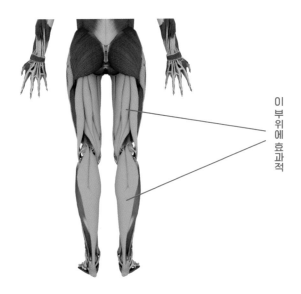

이 부위에 효과적

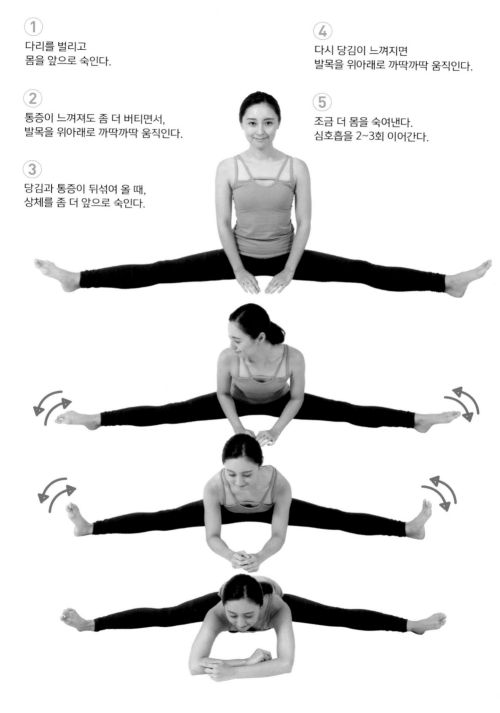

① 다리를 벌리고
몸을 앞으로 숙인다.

② 통증이 느껴져도 좀 더 버티면서,
발목을 위아래로 까딱까딱 움직인다.

③ 당김과 통증이 뒤섞여 올 때,
상체를 좀 더 앞으로 숙인다.

④ 다시 당김이 느껴지면
발목을 위아래로 까딱까딱 움직인다.

⑤ 조금 더 몸을 숙여낸다.
심호흡을 2~3회 이어간다.

단 10초 만에 결림과 통증이 사라진다!

가장 쉬운 홈트레이닝
10초 스트레칭

초판 1쇄 발행 · 2021년 7월 31일

지은이 · 시바 마사히토

옮긴이 · 서희경

펴낸이 · 곽동현

디자인 · 정계수

펴낸곳 · 소보랩

출판등록 · 1988년 1월 20일 제2002-23호

주소 · 서울시 동작구 동작대로 1길 27 5층

전화번호 · (02)587-2966

팩스 · (02)587-2922

메일 · labsobo@gmail.com

ISBN 979-11-6591-856-9(13510)